Il ricettario a basso contenuto di colesterolo

+50 Ricette Facili E Deliziose

Tommaso Lecca

Tutti i diritti riservati.

Disclaimer

SOMMARIO

INTRODUZIONE

Una dieta povera di grassi riduce la quantità di grasso che viene ingerita attraverso il cibo, a volte drasticamente. A seconda dell'estrema implementazione di questo concetto di dieta o nutrizione, possono essere consumati solo 30 grammi di grassi al giorno.

Con la nutrizione integrale convenzionale secondo l'interpretazione della German Nutrition Society, il valore raccomandato è più del doppio (circa 66 grammi o dal 30 al 35 percento dell'apporto energetico giornaliero). Riducendo notevolmente il grasso alimentare, i chili dovrebbero cadere e / o non sedersi sui fianchi.

Anche se non ci sono cibi proibiti di per sé con questa dieta: con salsiccia di fegato, panna e patatine fritte avete raggiunto il limite giornaliero di grassi più velocemente di quanto si possa dire "tutt'altro che pieno". Pertanto, per una dieta povera di grassi, dovrebbero finire nel piatto principalmente o esclusivamente cibi a basso contenuto di grassi, preferibilmente grassi "buoni" come quelli del pesce e degli oli vegetali.

QUALI SONO I BENEFICI DI UNA DIETA POCA DI GRASSI?

Il grasso fornisce acidi grassi vitali (essenziali). Il corpo ha anche bisogno di grasso per essere in grado di assorbire alcune vitamine (A, D, E, K) dal cibo. Eliminare del tutto i grassi dalla dieta non sarebbe quindi una buona idea.

Infatti, soprattutto nei paesi ricchi di industria, ogni giorno viene consumata una quantità di grassi significativamente maggiore di quella raccomandata dagli esperti. Un problema con questo è che il grasso è particolarmente ricco di energia: un grammo di esso contiene 9,3 calorie e quindi il doppio di un grammo di carboidrati o proteine. Un maggiore apporto di grassi favorisce quindi l'obesità. Inoltre, si dice che troppi acidi grassi saturi, come quelli nel burro, nello strutto o nel cioccolato, aumentino il rischio di malattie cardiovascolari e persino di cancro. Mangiare diete a basso contenuto di grassi potrebbe prevenire entrambi questi problemi.

ALIMENTI A BASSO CONTENUTO DI GRASSI: TABELLA DELLE ALTERNATIVE MAGRE

La maggior parte delle persone dovrebbe essere consapevole che non è salutare riempirsi di grasso incontrollato. Le fonti evidenti di grasso come i bordi di grasso sulla carne e sulla salsiccia o sui laghi di burro nella padella sono facili da evitare.

Diventa più difficile con i grassi nascosti, come quelli che si trovano nei dolci o nei formaggi. Con quest'ultimo, la quantità di grasso è talvolta indicata come percentuale assoluta, a volte come "% FiTr.", Cioè il contenuto di grasso nella sostanza secca che si forma quando l'acqua viene rimossa dal cibo.

Per una dieta a basso contenuto di grassi devi guardare attentamente, perché un quark crema con l'11,4% di grassi suona meno grasso di uno con il 40% di FiTr .. Entrambi i prodotti hanno lo stesso contenuto di grassi. Gli elenchi di esperti di nutrizione (ad esempio il DGE) aiutano a integrare una dieta a basso contenuto di grassi nella vita di tutti i giorni il più facilmente possibile e ad evitare il rischio di inciampare. Ad esempio, ecco un invece di una tabella (cibi ricchi di grassi con alternative a basso contenuto di grassi):

Alimenti ricchi di grassi

Alternative a basso contenuto di grassi

Burro

Crema di formaggio, quark alle erbe, senape, panna acida, concentrato di pomodoro

Patatine fritte, patate fritte, crocchette, frittelle di patate

Patate al cartoccio, patate al forno o patate al forno

Pancetta di maiale, salsiccia, oca, anatra

Vitello, cervo, tacchino, cotoletta di maiale, -lende, pollo, petto d'anatra senza pelle

Lyoner, mortadella, salame, salsiccia di fegato, sanguinaccio, pancetta

Prosciutto cotto / affumicato senza bordo di grasso, salsicce magre come prosciutto di salmone, petto di tacchino, carne arrosto, salsiccia aspic

Alternative senza grassi alla salsiccia o al formaggio o da abbinare a loro

Pomodoro, cetriolo, fette di ravanello, lattuga sul pane o anche fette di banana / spicchi di mela sottili, fragole

Bastoncini di pesce

Pesce al vapore a basso contenuto di grassi

Tonno, Salmone, Sgombro, Aringa

Merluzzo al vapore, merluzzo carbonaro, eglefino

Latte, yogurt (3,5% di grassi)

Latte, yogurt (1,5% di grassi)

Quark crema (11,4% di grassi = 40% FiTr.)

Quark (5,1% di grassi = 20% FiTr.)

Doppia crema di formaggio (31,5% di grassi)

Formaggio a strati (2,0% di grassi = 10% FiTr.)

Formaggio grasso (> 15% di grasso = 30% FiTr.)

Formaggi magri (max.15% di grassi = max.30% FiTr.)

Creme fraiche (40% di grassi)

Panna acida (10% di grassi)

Mascarpone (47,5% di grassi)

Formaggio cremoso granuloso (2,9% di grassi)

Torta alla frutta con pasta frolla

Torta alla frutta con lievito o pastella di pan di spagna

Pan di Spagna, torta alla crema, biscotti al cioccolato, pasta frolla, cioccolato, barrette

Dolci magri come pane russo, savoiardi, frutta secca, orsetti gommosi, gomme alla frutta, mini baci al cioccolato (attenzione: zucchero!)

Crema di torrone alle noci, fette di cioccolato

Crema di formaggio granuloso con un po 'di marmellata

Cornetti

Croissant pretzel, panini integrali, pasticcini lievitati

Frutta a guscio, patatine

Bastoncini di sale o salatini

Gelato

Gelato alla frutta

Olive nere (35,8% di grassi)

olive verdi (13,3% di grassi)

DIETA A POCO GRASSO: COME RISPARMIARE I GRASSI IN FAMIGLIA

Oltre allo scambio degli ingredienti, ci sono alcuni altri trucchi che puoi usare per incorporare una dieta a basso contenuto di grassi nella tua vita quotidiana:

Cuocere a vapore, stufare e grigliare sono metodi di cottura a basso contenuto di grassi per una dieta a basso contenuto di grassi.

Cuocere nel Römertopf o con speciali pentole in acciaio inossidabile. Il cibo può anche essere preparato senza grassi in padelle rivestite o nella pellicola.

Puoi anche risparmiare grasso con uno spruzzatore a pompa: versa circa metà dell'olio e dell'acqua, agitalo e spruzzalo sulla base della pentola prima di friggere. Se non si dispone di uno spruzzatore a pompa, è possibile ungere la pentola con una spazzola: in questo modo si risparmia anche grasso.

Per una dieta a basso contenuto di grassi in salse alla panna o stufati, sostituire metà della panna con il latte.

Lascia raffreddare zuppe e salse e poi togli il grasso dalla superficie.

Preparare le salse con un filo d'olio, panna acida o latte.

Il brodo di verdure e arrosto può essere abbinato a purea di verdure o patate crude grattugiate per una dieta povera di grassi.

Metti la carta da forno o la pellicola sulla teglia, quindi non c'è bisogno di ungere.

Basta aggiungere un pezzetto di burro ed erbe fresche ai piatti di verdure e presto anche gli occhi mangeranno.

Legare i piatti di crema con la gelatina.

DIETA A POCO GRASSO: QUANTO È SALUTARE DAVVERO?

Per molto tempo, gli esperti di nutrizione sono stati convinti che una dieta a basso contenuto di grassi sia la chiave per una figura snella e salute. Burro, panna e carne rossa, invece, erano considerati un pericolo per il cuore, i valori del sanguee scale. Tuttavia, sempre più studi suggeriscono che il grasso in realtà non è così male come diventa. A differenza di un piano nutrizionale a ridotto contenuto di grassi, i soggetti del test potevano, ad esempio, attenersi a un menu mediterraneo con molto olio vegetale e pesce, essere più sani e comunque non ingrassare.

Confrontando diversi studi sui grassi, i ricercatori americani hanno scoperto che non vi era alcuna connessione tra il consumo di grassi saturi e il rischio di malattia coronarica. Non c'erano nemmeno prove scientifiche chiare che le diete a basso contenuto di grassi prolungassero la vita. Solo i cosiddetti grassi trans, che vengono prodotti, tra l'altro, durante la frittura e l'indurimento parziale dei grassi vegetali (in patatine fritte, patatine fritte, prodotti da forno pronti ecc.), Sono stati classificati come pericolosi dagli scienziati.

Coloro che mangiano solo o principalmente cibi a basso contenuto di grassi o senza grassi probabilmente mangiano in modo più consapevole in generale, ma corrono il rischio di assumere troppo poco dei "grassi buoni". C'è anche il rischio di una mancanza di vitamine liposolubili, che il nostro corpo ha bisogno di assorbire dai grassi.

Dieta a basso contenuto di grassi: la linea di fondo

Una dieta a basso contenuto di grassi richiede di occuparsi degli alimenti che si intende consumare. Di conseguenza, è probabile che si sia più consapevoli di acquistare, cucinare e mangiare.

Per la perdita di peso, tuttavia, non è principalmente da dove provengono le calorie che conta, ma che ne assumi meno al giorno rispetto a quelle che usi. Ancora di più: i grassi (essenziali) sono necessari per la salute generale, poiché senza di essi il corpo non può utilizzare determinati nutrienti e non può svolgere determinati processi metabolici.

In sintesi, questo significa: una dieta a basso contenuto di grassi può essere un mezzo efficace per il controllo del peso o per compensare l'indulgenza dei grassi. Non è consigliabile rinunciare completamente ai grassi alimentari.

SEDANO SCHNITZEL

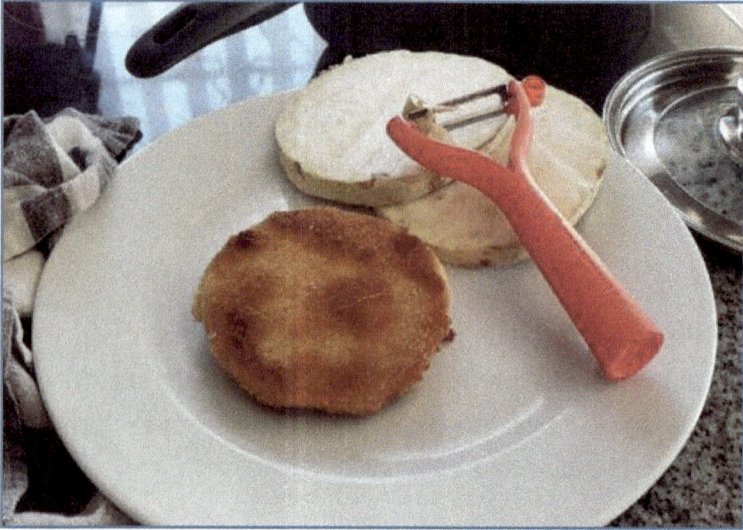

Porzioni: 2

INGREDIENTI

- 1 pc   Bulbo di sedano
- 1 colpo Succo di limone per irrorare
- 1 premio   sale
- 1 premio   Pepe dalla smerigliatrice
- per la panatura
- 2 cucchiai   Farina
- 2 Pz   Uova, di media grandezza
- 3 cucchiai   briciole di pane

PREPARAZIONE

Pelare il sedano, tagliarlo a fette di circa 0,5-1 cm di spessore, spruzzare sopra un po 'di succo di limone e condire con sale e pepe.

Poi impanate la cotoletta di sedano - prima passate i pezzi nella farina, poi nell'uovo sbattuto e infine nel pangrattato. Premere leggermente la panatura con le dita.

Infine scaldare una padella rivestita con olio o burro chiarificato e friggere la cotoletta di sedano su entrambi i lati per circa 5 minuti.

INSALATA DI SEDANO CON

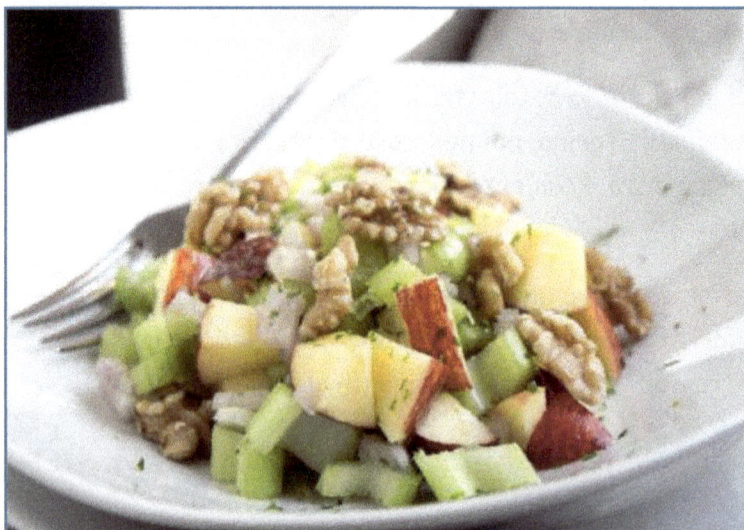

S

Porzioni: 4

INGREDIENTI

- 1 Federazionesedano
- 2 Pz   Mele
- 1 pc   cipolla
- 50 G   Noci, tritate
- per il condimento
- 4 cucchiai   olio di noci
- 4 cucchiai   Olio di colza
- 4 cucchiai   Aceto balsamico
- 1 premio   sale

- 1 premio   Pepe

PREPARAZIONE

Lavare bene il sedano e le mele e tagliarli entrambi a pezzetti, ca. 1 cm di dimensione.

Quindi sbucciare la cipolla e tagliarla a pezzetti.

Mescolare l'olio di colza, l'olio di noci e l'aceto balsamico in un condimento e quindi aggiustare di sale e pepe.

Mettere insieme le noci, le mele, il sedano, la cipolla e il condimento in una ciotola e lasciare in infusione l'insalata di sedano. Riponete in frigorifero per circa 30 minuti e poi servite.

YOGURT FATTO IN CASA

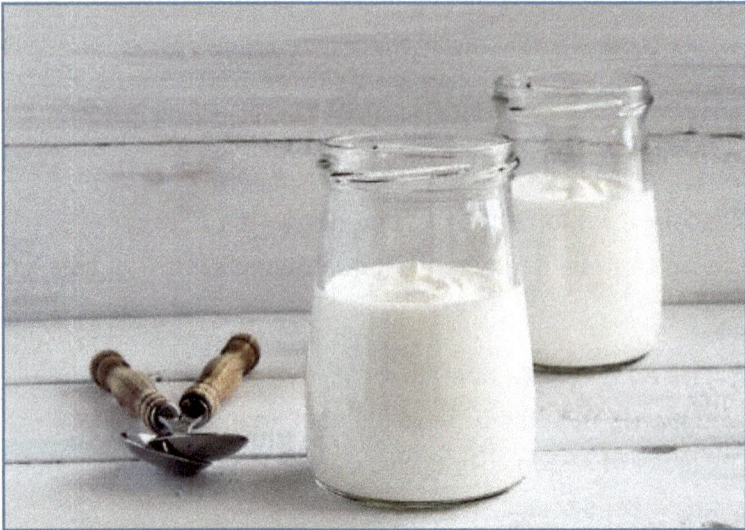

Porzioni: 4

INGREDIENTI

- 1 l   Latte intero biologico, fresco
- 150 G Yogurt biologico naturale, con colture viventi
- 4 Pz   Vite barattoli
- 1 pc   Termometro a liquido

PREPARAZIONE

Per prima cosa preriscaldare il forno a 50 ° C di calore superiore / inferiore.

Quindi mettere il latte fresco intero in una casseruola e scaldare a 90 ° C, mescolando continuamente, e tenere premuto per circa 5 minuti. Assicurati di misurare la temperatura con un termometro.

Quindi togliete il latte dal fuoco e lasciate raffreddare a 49 ° C. Misurate la temperatura esatta con un termometro.

Ora metti 4 barattoli con tappo a vite puliti in una pirofila. Mescolare lo yogurt naturale nel latte e distribuire la miscela di latte e yogurt sui barattoli con tappo a vite.

Mettete la teglia con i bicchieri nel forno preriscaldato e non spostatela se possibile. Quindi spegnere il forno e lasciare riposare i barattoli per 10 ore.

Infine chiudere bene i barattoli con un coperchio e riporre in frigorifero. Lo yogurt fatto in casa è ottimo con frutta o composta.

SPAETZLE FATTO IN CASA

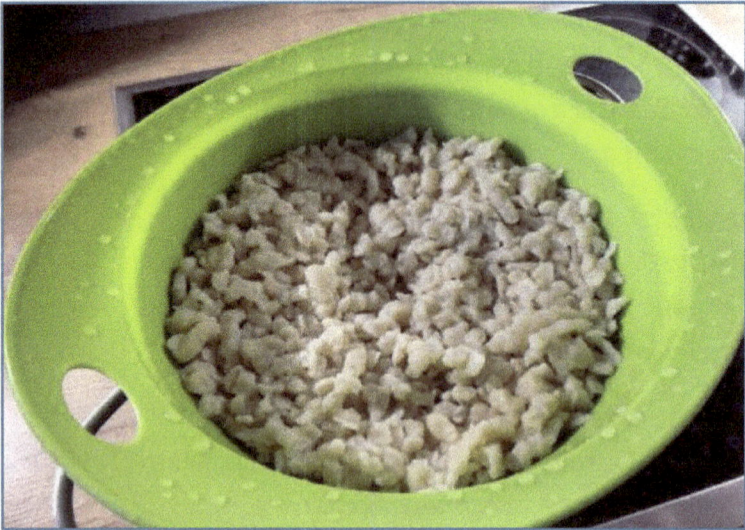

Porzioni: 3

INGREDIENTI

- 375 G Farina
- 2 Pz Uova
- 1 premio   sale
- 250 ml acqua

PREPARAZIONE

Per fare questo setacciare la farina in una terrina, aggiungere le uova e un bel pizzico di sale e mescolare delicatamente con un cucchiaio di legno.

Poi mescolate energicamente con uno sbattitore a mano (gancio per impastare), aggiungendo l'acqua a sorsi fino a quando la pasta non bolle, risulta liscia e non troppo soda.

Utilizzando una pressa per spaetzle (possibilmente in porzioni), versare l'impasto in un'ampia casseruola con acqua bollente e lasciarlo in infusione (circa 4 - 6 minuti).

Non appena vengono a galla, togliete dall'acqua gli spaetzle fatti in casa con una schiumarola e versateli in un colino per scolarli.

SALE DI ERBE ARTIGIANALE

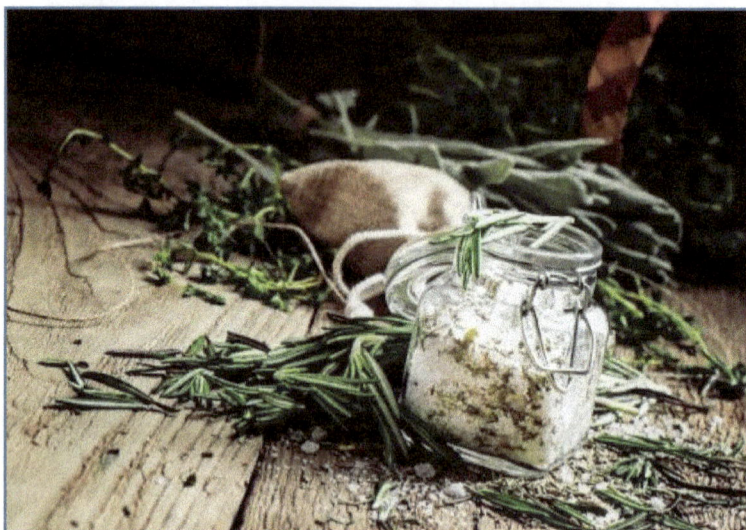

S

Porzioni: 5

INGREDIENTI

- 1 Federazione Maggiorana
- 1 kg   Sale marino (grosso)
- 1 Federazione prezzemolo
- 1 Federazione rosmarino
- 1 Federazione erba cipollina
- 1 Federazione timo
- 1 Federazione saggio

PREPARAZIONE

Mettere su una teglia il rosmarino, il timo, la salvia, l'erba cipollina, il prezzemolo e la maggiorana e far asciugare in forno a 35 ° C per circa 30 minuti. Giralo ogni tanto.

Quindi separare le foglie dai gambi e mescolare le foglie con il sale marino.

Ora schiaccia il sale e le erbe con un mortaio e mescola bene.

Il sale alle erbe può essere utilizzato immediatamente per condire o versato in barattoli puliti e asciutti con tappi a vite per la conservazione.

STRISCE DI MAIALE CON GLI

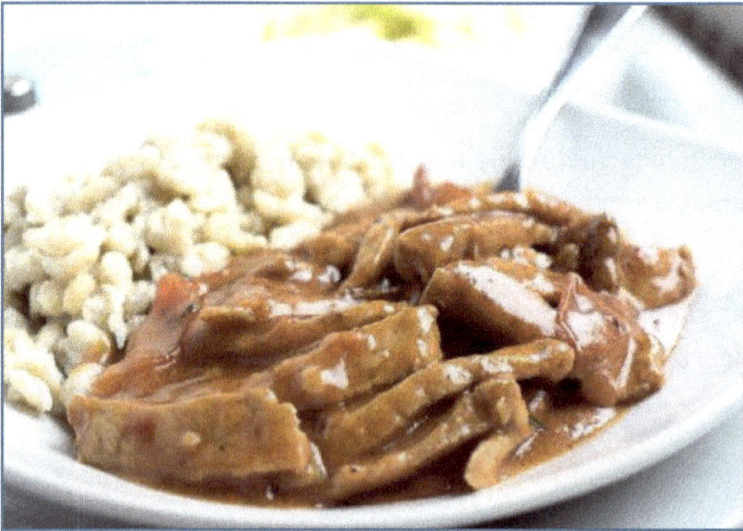

S

Porzioni: 4

INGREDIENTI

- 500 G Maiale magro
- 8 Pz   scalogno
- 3 cucchiai   Olio di colza
- 3 TL   Paprika in polvere, dolce nobile
- 0,5 TL Curry in polvere
- 1 premio   Cumino macinato
- 150 ml Vino bianco secco
- 400 ml Brodo vegetale
- 200 ml Pomodori, in scatola

- 1 pc   foglia d'alloro
- 1 TL   sale e pepe
- 2 cucchiai   crema

PREPARAZIONE

Per le strisce di maiale, prima lavate la carne di maiale, asciugatela e tagliatela a strisce lunghe 2-3 cm. Pelare e tritare finemente lo scalogno e la cipolla.

Quindi scaldare l'olio in una padella e soffriggere lo scalogno e le cipolle e il maiale.

Ora cospargere con paprika, curry e semi di cumino, soffriggere brevemente, quindi sfumare con il vino.

Quindi versare il brodo vegetale e la passata di pomodoro e aggiungere la foglia di alloro.

Coprite e lasciate lo spezzatino sminuzzato per circa 30-40 minuti a fuoco dolce.

Quando il tempo di cottura sarà terminato, togliete la foglia di alloro, incorporate la panna e condite con sale e pepe.

FILETTO DI MAIALE CON SALSA ALLA PAPRIKA

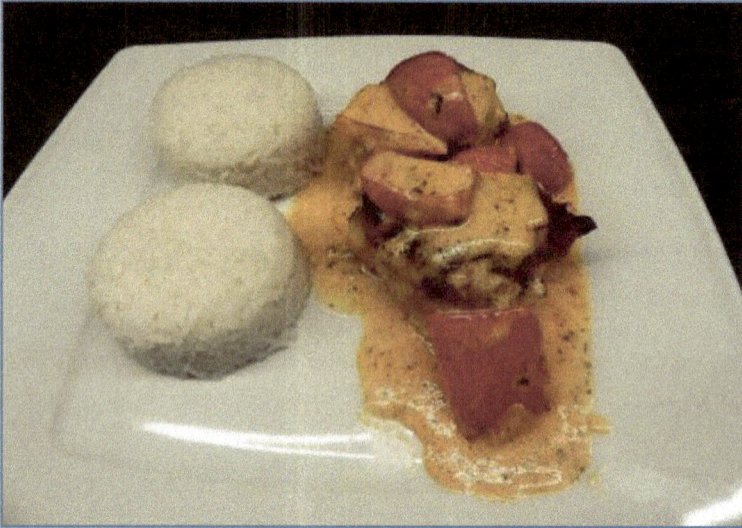

Porzioni: 4

INGREDIENTI

- 800 G Controfiletto, maiale
- 3 cucchiai   olio d'oliva
- 1 premio   sale
- 1 premio   Pepe dalla smerigliatrice
- 12 Schb   Bacon
- Per la salsa
- 1 pc   cipolla
- 1 pc   spicchio d'aglio
- 2 Pz   Peperoni, rossi
- 1 pc   Peperone giallo

- 120 G Pomodori, in scatola
- tra il rosmarino
- tra il timo
- 1 colpo crema

PREPARAZIONE

Per prima cosa preriscaldare il forno a 180 gradi (calore in alto e in basso).

Quindi tagliare a metà i peperoni, togliere il torsolo, lavare i peperoni a metà e tagliarli a pezzetti.

Pelare e tritare finemente la cipolla e l'aglio. Lavate il timo e il rosmarino, asciugateli e tritateli finemente.

A questo punto condire il filetto di maiale con sale e pepe, scaldare l'olio d'oliva in una teglia, rosolare la carne dappertutto e poi togliere la carne dalla teglia.

Quindi soffriggere brevemente la cipolla e l'aglio a cubetti nel residuo della frittura, quindi aggiungere il rosmarino e il timo e rosolare brevemente.

Poi aggiungete ancora un po 'di olio, unite i pezzi di pepe e lasciate cuocere a fuoco lento per circa 1 minuto mescolando.

Infine aggiungere i pomodori, avvolgere il filetto di controfiletto con le fette di pancetta, adagiare sulle verdure e cuocere coperto nel forno preriscaldato per circa 10-15 minuti.

STUFATO DI SALSIFY NERO

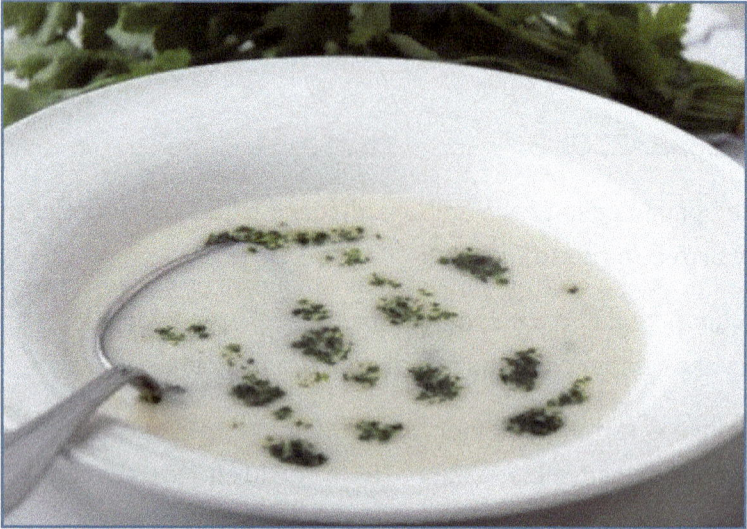

Porzioni: 2

INGREDIENTI

- 2 cucchiai   Aceto, per l'acqua aceto
- 1 cucchiaio   Dill, tritato
- per lo stufato
- 1 premio   sale
- 1 premio   Pepe, nero, macinato fresco
- 500 G Salsify
- 300G   Patate, cerose
- 8 Pz   Carote
- 2 cucchiai   Olio vegetale
- 700 ml Brodo vegetale
- 100 GRAMMI Piselli, giovani, congelati
- 1 premio   Cumino macinato

- per il deposito
- 2 Pz   Scalogni, piccoli
- 200 G Bistecca di manzo tritata
- 0,5 TL Cumino macinato
- 1 premio   sale
- 1 premio   Pepe, nero, macinato fresco

PREPARAZIONE

Metti un po 'di aceto in una ciotola e riempila d'acqua.

Spazzolare, lavare e pelare la salsefrica sotto l'acqua fredda. Quindi tagliare a pezzi di circa 2 cm di dimensione e metterli subito nell'acqua aceto.

Quindi pelare, lavare e tagliare a cubetti le carote. Pelare e lavare le patate e tagliarle anche a cubetti.

Per la guarnizione, sbucciate gli scalogni e tagliateli a dadini. Quindi mescolare in una ciotola con la carne macinata, i semi di cumino, sale e pepe e formare piccoli gnocchi.

Ora scolate la salsefrica. Scaldare l'olio in una casseruola e aggiungere la salsefrica nera con le patate a dadini e le carote. Cuocere il tutto mescolando per circa 3-4 minuti e sfumare con il brodo.

Coprite e cuocete lo spezzatino di salsefrica nera a fuoco medio per circa 10 minuti. Quindi aggiungere i piselli e le polpette e lasciare cuocere a fuoco lento per altri 15 minuti.

Condire lo spezzatino con sale, pepe e semi di cumino e versare in ciotole preriscaldate. Cospargere l'aneto tritato e servire immediatamente.

INSALATA RAPIDA DI

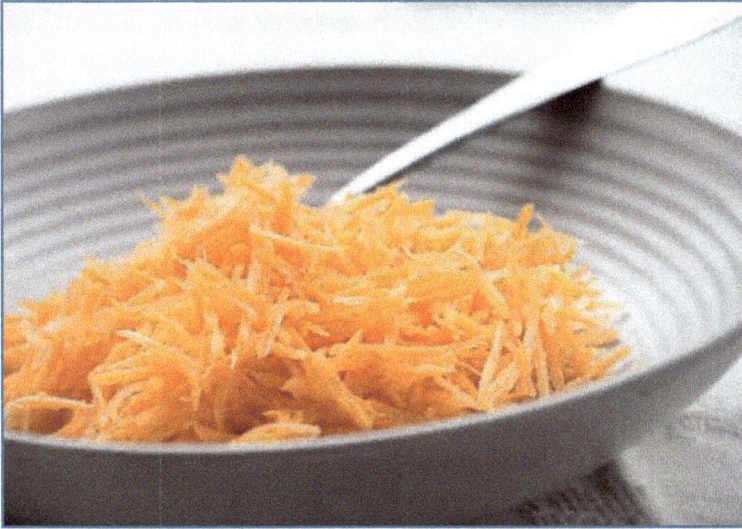

S

Porzioni: 2

INGREDIENTI

- 6 Pz   Carote biologiche
- 3 Pz   Arance biologiche
- 2 cucchiai   olio
- 1 premio   Zucchero di betulla / xilitolo

PREPARAZIONE

Per prima cosa lavare le carote, tagliare il gambo e grattugiare i pezzi di carota con una grattugia.

Quindi tagliare a metà le arance e strizzarle.

Ora metti la carota grattugiata, il succo d'arancia, l'olio e lo zucchero di betulla in una ciotola e mescola bene: l'insalata di carote veloce è pronta.

PORRIDGE DI LATTE D'AVENA VELOCE CON POLPA DI MELE

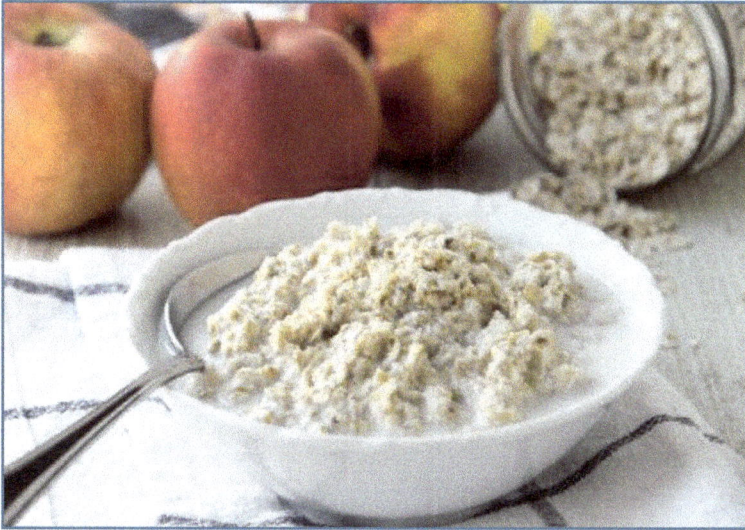

Porzioni: 4

INGREDIENTI

- 200 ml Latte d'avena (bevanda d'avena)
- 20 G   Farina d'avena, tenera
- 2 cucchiai   Polpa di mela biologica

PREPARAZIONE

Per iniziare, prendi una piccola casseruola, aggiungi il latte d'avena, portalo a ebollizione a fuoco medio, togli dal fuoco e poi aggiungi la farina d'avena.

Quindi lasciate riposare il tutto per circa 5 minuti, incorporate la polpa di mele e poi servite il porridge di latte d'avena finito con la polpa di mela quando sarà raffreddato.

ZUPPA VELOCE DI

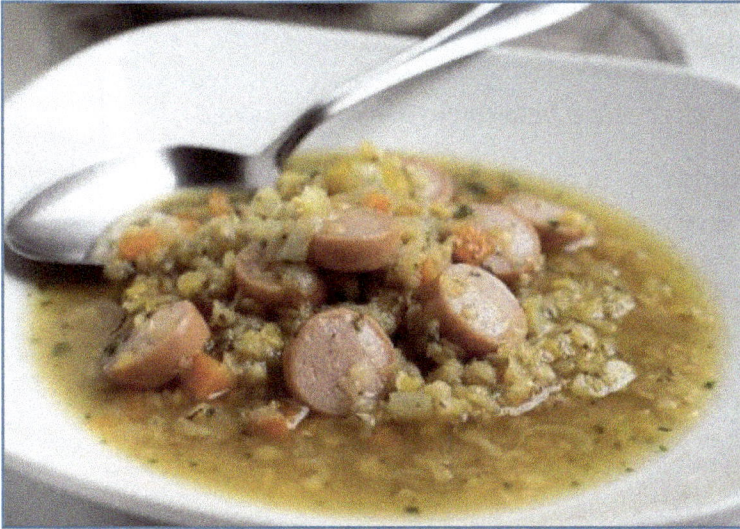

S

Porzioni: 2

INGREDIENTI

- 1 Federazione Zuppa di verdure
- 150 G Lenti rosse
- 1 cucchiaio   olio d'oliva
- 1 cucchiaio   Brodo vegetale istantaneo
- 2 Pz   Viennese
- 1 colpo Aceto di sidro di mele
- 1 premio   sale
- 1 premio   Pepe

PREPARAZIONE

Per prima cosa pulire le verdure della zuppa e tagliarle a cubetti.

Quindi tostare brevemente in olio d'oliva.

Quando le verdure saranno leggermente dorate, sfumare con l'acqua.

Ora aggiungi le lenticchie rosse e porta il tutto a ebollizione.

Ora aggiungi il brodo vegetale istantaneo.

Quindi lasciate cuocere a fuoco lento per circa 10 minuti.

Ora aggiungi le fette salsicce salsicce alla zuppa e lasciarle in infusione per altri 5 minuti.

Quindi aggiustate di sale e pepe e completate il gusto della zuppa con l'aceto di mele.

SALSA DI PROSCIUTTO E

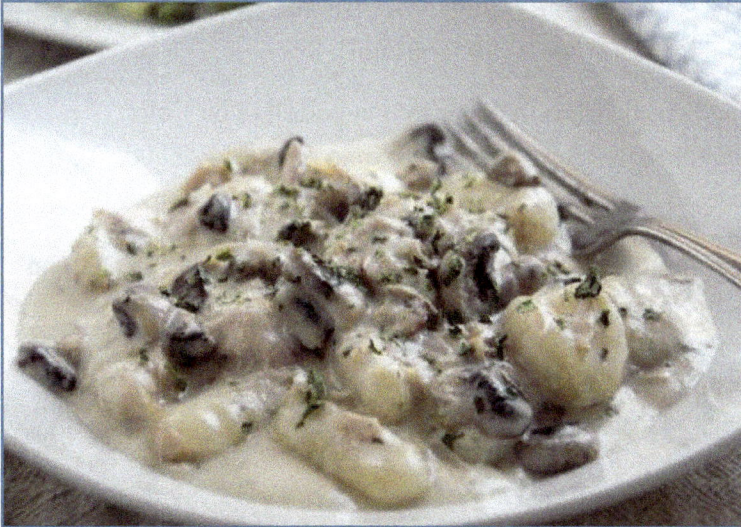

S

Porzioni: 3

INGREDIENTI

- 1 tazza   fungo
- 3 Bl   prosciutto
- 200 ml crema
- 1 pc   cipolla
- 1 premio   sale
- 1 cucchiaio   Prezzemolo (tritato)
- 1 cucchiaio   olio
- 1 premio   Pepe

PREPARAZIONE

Pelare la cipolla e tagliarla a cubetti. Tritate finemente i funghi e il prosciutto a cubetti.

Friggete il tutto insieme in una padella con l'olio. Aggiungere Rama Cremefine e un goccio d'acqua.

Aggiustare di sale e pepe. Infine aggiungete il prezzemolo tritato e lasciate bollire fino a formare una salsa densa.

HADDOCK

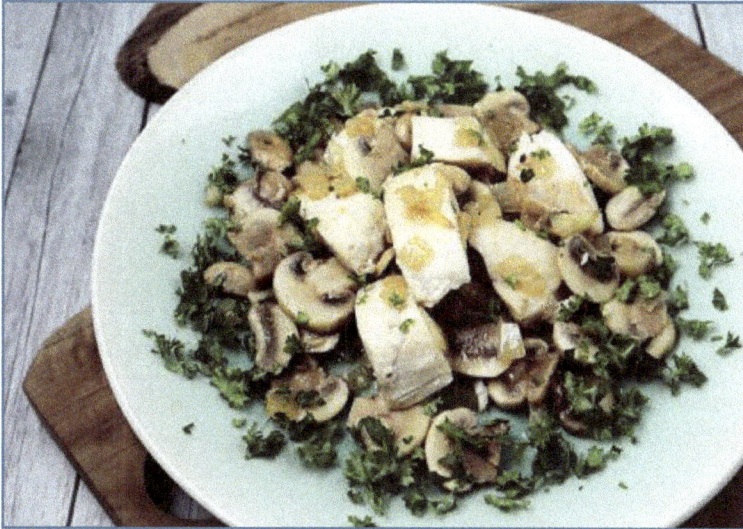

S

Porzioni: 4

INGREDIENTI

- 600 G Filetti di eglefino
- 1 pc   cipolla
- 3 Pz   Spicchi d'aglio
- 125 ml vino bianco
- 250 G Funghi
- 1 Federazione Prezzemolo tritato
- 1 premio   sale
- 1 premio   Pepe
- 1 colpo olio

PREPARAZIONE

Per prima cosa pulire i funghi e tagliarli a fettine. Pelare e tritare finemente la cipolla e gli spicchi d'aglio.

Tagliare il pesce a pezzi più grandi, scaldare l'olio in una padella e friggere brevemente i pezzi di pesce su entrambi i lati.

Poi sfumate con il vino bianco, unite i funghi, la cipolla e l'aglio, coprite e lasciate cuocere a fuoco lento per circa 20 minuti.

Quindi condire l'eglefino con sale e pepe e lasciarlo riposare di nuovo per 5 minuti.

PATATE DEL TESORO

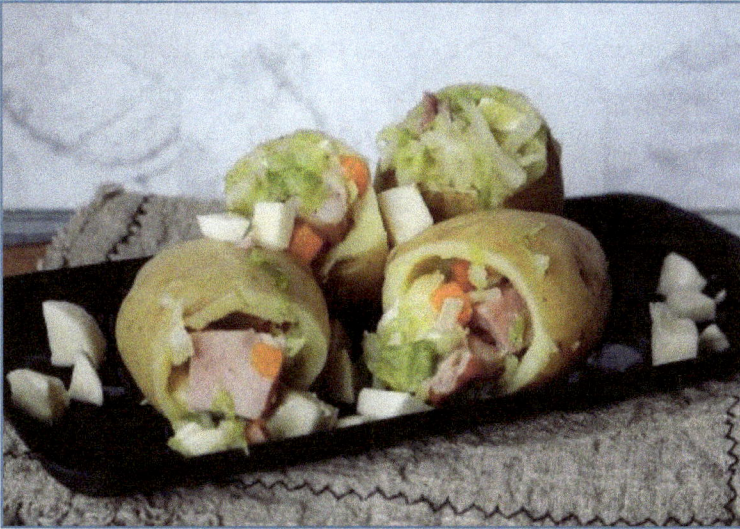

S

Porzioni: 4

INGREDIENTI

- 8 Pz   Patate, fantastiche
- 200 G Verza
- 200 G Carote
- 125 G Mozzarella
- 1 premio   sale
- 1 premio   Pepe Bianco
- 0,25 l Brodo vegetale
- 50 G   Burro alle erbe
- 1 Federazione Maggiorana, fresca
- 1 cucchiaio   olio d'oliva
- 100 GRAMMI Cubetti di prosciutto crudo

PREPARAZIONE

Per prima cosa pelare le patate, lavarle, portarle a bollore in acqua salata e cuocere per circa 12 minuti - le patate non devono essere ancora completamente morbide. Quindi scolate le patate e fatele raffreddare.

Eliminate ora le foglie esterne della verza, tagliate a metà la verza e tagliate il gambo. Sciacquare la verza e tagliarla a cubetti fini.

Pelare, lavare e tagliare a cubetti le carote. Tagliate anche la mozzarella a cubetti fini.

Successivamente, il cavolo cappuccio e le carote separati brevemente in acqua salata sbollentano, quindi metteteli in uno scolapasta e scolateli.

Ora svuota con cura le patate raffreddate con un tagliapalle o un cucchiaio e mettile una accanto all'altra in una grande pirofila.

Quindi tritare l'interno delle patate e mescolarle con la verza, le carote e la mozzarella, quindi aggiustare di sale e pepe e farcire le patate svuotate.

Ora versare il brodo vegetale nella teglia, spalmare il burro alle erbe a scaglie sulle patate e mettere la teglia a 180 gradi sopra / sotto al centro del forno e cuocere per 20-30 minuti.

Nel frattempo sciacquare la maggiorana, asciugarla tamponando, strappare le foglie dai gambi e tagliarle a pezzetti. Friggerle in padella con il prosciutto a dadini e l'olio e poi distribuirle sulle patate cotte.

VERDURE CALDE

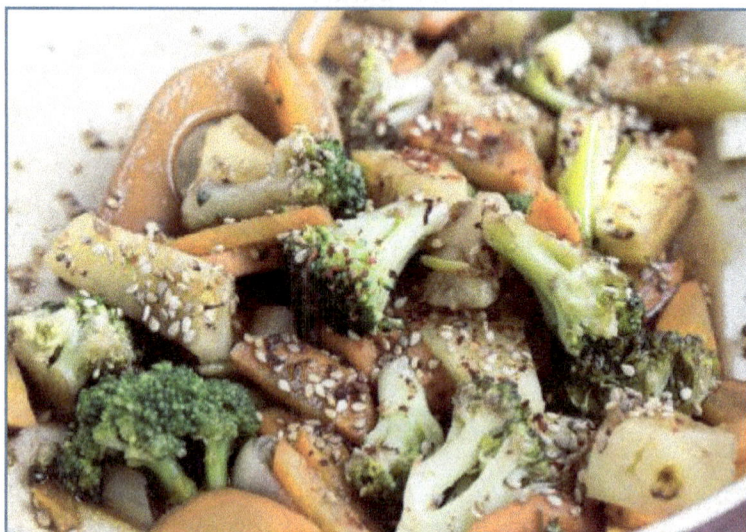

S

Porzioni: 4

INGREDIENTI

- 3 Pz   Carote
- 250 G broccoli
- 1 Federazione cipolle primaverili
- 2 Pz   Spicchi d'aglio
- 30 G   Zenzero
- 1 pc   Peperoncino rosso
- 5 Schb   Ananas (lattina)
- 150 ml Succo di ananas
- 100 ml Brodo vegetale (istantaneo)
- 1 cucchiaio   Marmellata di mango
- 2 cucchiai   Aceto di riso

- 2 cucchiai   Zucchero, marrone
- 1 cucchiaio   semi di sesamo
- 1 TL   sale

PREPARAZIONE

Per prima cosa tostare i semi di sesamo in una padella antiaderente per qualche minuto, mescolando continuamente. Quindi lascia raffreddare i semi.

Tritate i broccoli a piccole cimette, lavateli accuratamente e scolateli in uno scolapasta. Quindi raschiare e pizzicare le carote.

Successivamente, lavare lo zenzero e tagliarlo a pezzetti. Ora sbucciate gli spicchi d'aglio e tritateli finemente. Mondate, lavate e tagliate a rondelle i cipollotti. Tagliate il peperoncino nel senso della lunghezza, privatelo dei semi, lavatelo e tagliatelo a cubetti.

Ora versate l'ananas fuori dallo stampo attraverso un colino, raccogliendo il succo in una ciotola o in un bicchiere capiente e tagliando la polpa a pezzetti.

Quindi scaldare l'olio in un wok e friggere i broccoli e le carote per 2 minuti.

Quindi aggiungere lo zenzero, l'aglio, il peperoncino e il cipollotto a pezzetti e rosolare per 1 minuto.

Quindi mescolare la chutney di mango con il succo di ananas e il brodo. Quindi versare il composto insieme all'aceto di riso, aggiungere lo zucchero di canna e il sale e portare a ebollizione una volta.

Infine, cospargere a piacere i semi di sesamo tostati sulle verdure calde e servire.

STUFATO DI ZUCCA

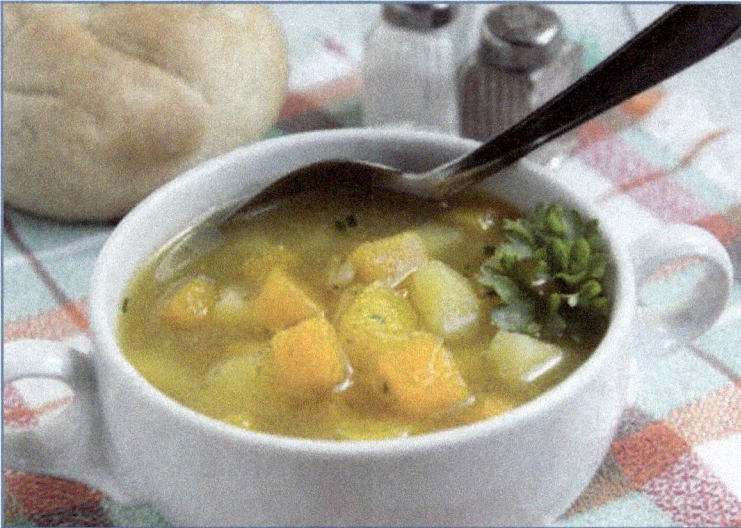

S

Porzioni: 4

INGREDIENTI

- 2 Pz   Cipolle di media grandezza
- 400 G Carote
- 500 G Patate, principalmente cerose
- 800 G zucca
- 2 Stg Porri, piccoli
- 5 cucchiai   olio
- 1 l   Brodo vegetale, istantaneo
- 40 G   Arachidi, non salate
- 0.5 Federazione   erba cipollina

- 1 pc   Peperoncino, rosso, piccolo
- 1 pc   Peperoncino, verde
- 1 premio   sale
- 1 premio   peperoncino di Cayenna
- 1 premio   zucchero
- 1 Msp Paprika in polvere, dolce nobile
- 1 cucchiaio   Pepe nero in grani

PREPARAZIONE

Per prima cosa sbucciare le cipolle e tagliarle a cubetti fini. Quindi pelare, lavare e tagliare a cubetti le patate. Tagliare leggermente le carote nella parte superiore delle verdure e le radici nella parte inferiore, pelarle se necessario, altrimenti lavarle e tagliarle a fettine sottili.

Ora rimuovere le estremità della radice del porro e tagliare il porro verde scuro, quindi tagliare a rondelle sottili. Quindi sbucciare la zucca, tagliarla in quattro per il lungo e rimuovere i semi con un cucchiaio (non è necessario sbucciare l'Hokkaido). Quindi tagliare a cubetti della grandezza di un boccone.

Quindi scaldare l'olio in una casseruola, soffriggere brevemente il porro, le cipolle e le carote, aggiungere le patate, sfumare con il brodo e coprire con un coperchio e cuocere a fuoco moderato per circa 20 minuti.

Successivamente, arrostisci le arachidi in una padella asciutta fino a dorarle. Lavate, asciugate e tagliate l'erba cipollina a rotoli sottili e il peperoncino a rondelle sottili.

Infine, condire lo spezzatino di zucca piccante con sale, pepe di Caienna, zucchero e paprika, quindi aggiungere il peperoncino. Servire cosparso di arachidi, erba cipollina e pepe nero in grani.

SCALOGNI AL VINO ROSSO E FUNGHI

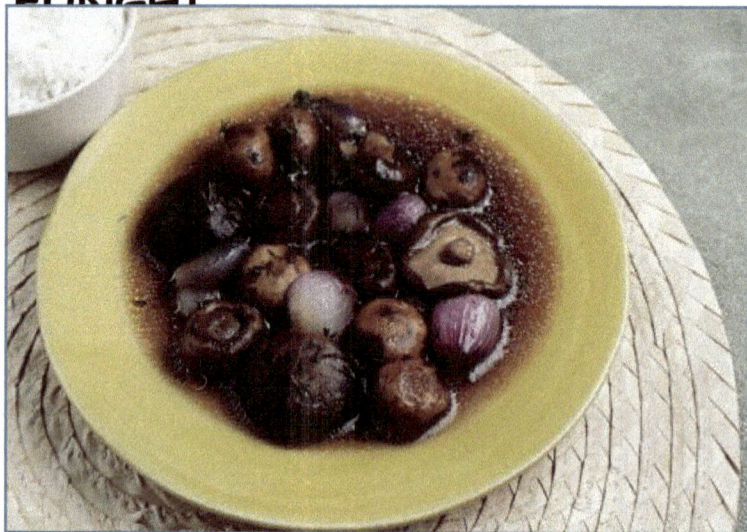

Porzioni: 4

INGREDIENTI

- 20 Pz Scalogni, piccoli
- 130 G Egerlinge, piccolo
- 130 G Funghi shiitake, piccoli
- 30 G burro
- 130 ml Zuppa di carne
- 130 ml Vino rosso, forte
- 2 in mezzo timo
- 1 premio sale
- 1 premio Pepe, appena macinato

PREPARAZIONE

Per prima cosa pelare gli scalogni e lavare a secco i funghi. Taglia anche i gambi dei funghi shiitake.

Ora sciogliere il burro in una padella, soffriggere lo scalogno ei funghi per circa 5 minuti, mescolando spesso.

Quindi versare il vino rosso e il brodo di carne, lavare i rametti di timo, aggiungerli nella padella e cuocere a fuoco moderato senza coperchio per circa 20 minuti.

Infine condire lo scalogno con vino rosso e funghi con sale e pepe (a piacere).

INSALATA DI SAUERKRAUT

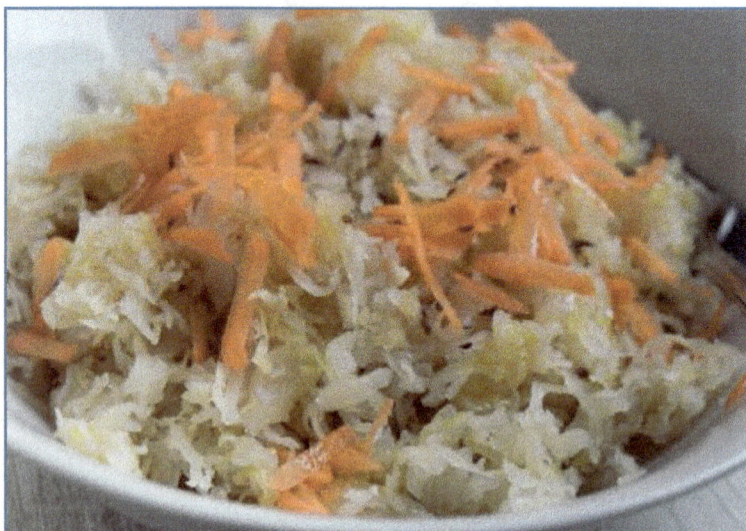

S

Porzioni: 4

INGREDIENTI

- 500 G crauti
- 1 pc   Carote
- 1 pc   Mela
- 1 pc   cipolla
- 3 cucchiai   olio
- 1 premio   Pepe
- 1 premio   Cumino macinato

PREPARAZIONE

Metti i crauti in una ciotola e versa del succo se
necessario.

Quindi sbucciare e grattugiare grossolanamente la carota e la mela. Pelate e tritate la cipolla.

Mescolare le verdure preparate con l'olio ai crauti. Infine condire con pepe e semi di cumino e lasciare in infusione per 15 minuti.

SALSA

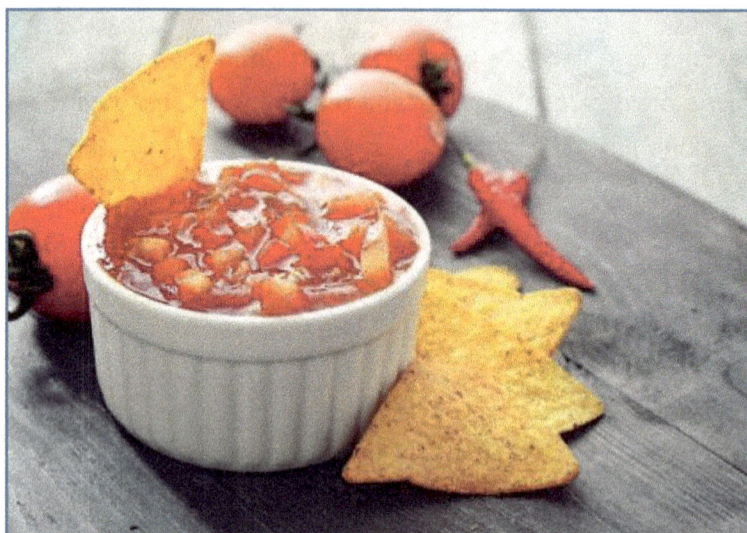

S

Porzioni: 4

INGREDIENTI

- 5 Pz   pomodori
- 2 Pz   Peperoncini
- 1 pc   cipolla
- 2 cucchiai   Succo di limone
- 1 premio   sale
- 1 premio   Pepe
- 1 cucchiaio   aceto

PREPARAZIONE

Lavate i pomodori e i peperoncini e tagliateli a cubetti.
Quindi sbucciare e tritare finemente la cipolla.

Mescolare insieme tutti gli ingredienti preparati, incorporare l'aceto e il succo di limone e condire con sale e pepe.

Frullare grossolanamente con un frullatore a immersione e lasciare macerare in frigorifero per almeno 2 ore.

INSALATA DI FAGIOLI

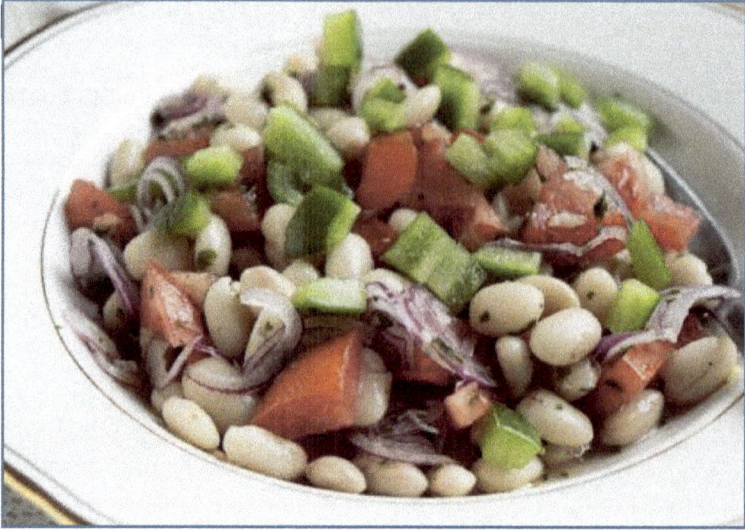

S

Porzioni: 2

INGREDIENTI

- 2 Pz   paprica
- 2 Pz   pomodori
- 1 pc   Cipollotto
- 1 Can   Fagioli, bianchi
- 1 TL   Prezzemolo, essiccato
- 1 TL   Succo di limone
- 3 cucchiai   olio d'oliva
- 1 cucchiaio   Aceto di sidro di mele
- 0.25 TL   sale

- 0.25 TL   Pepe

PREPARAZIONE

Lavate prima i pomodori, tagliateli a cubetti e metteteli in un'insalatiera e fate lo stesso con i peperoni. Quindi lavare i cipollotti, tagliarli in diagonale a rondelle strette e aggiungerli.

Ora versa i fagioli in scatola al setaccio e risciacqua con acqua sotto il rubinetto fino a quando non si forma più schiuma. Quindi aggiungere i fagioli bianchi alle verdure nella ciotola.

Infine aggiungere olio, aceto, succo di limone, prezzemolo, sale e pepe. Ora mescola bene l'insalata con i fagioli bianchi e divertiti!

MINESTRA DI RUCOLA CON LATTE DI COCCO

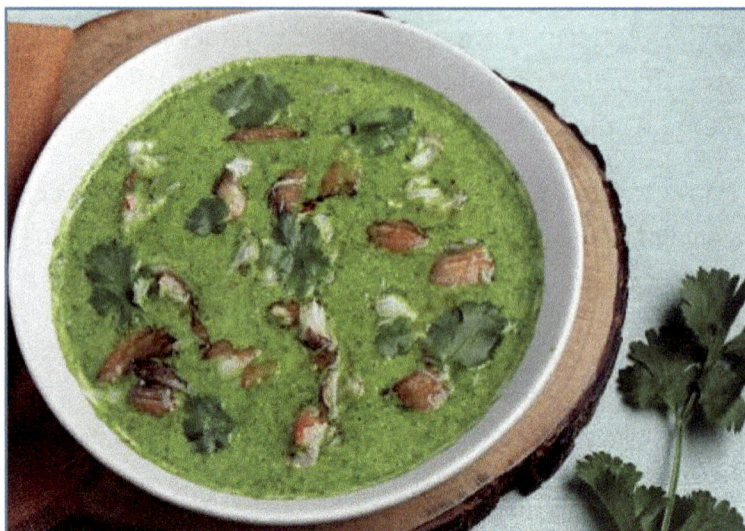

Porzioni: 4

INGREDIENTI

- 150 G rucola
- 2 Pz   scalogno
- 2 Pz   Spicchi d'aglio
- 20 G   burro
- 0,5 Pz Peperoncino rosso
- 1 pc   Zenzero, fresco, 3 cm
- 600 ml Brodo vegetale
- 400 ml Latte di cocco, non zuccherato, da una lattina
- 2 cucchiai   Succo di lime

- 1 premio   sale
- 2 cucchiai   Foglie di coriandolo tritate

per la farcitura

- 150 G   Polpa di granchio del Mare del Nord
- 1 cucchiaio   Foglie di coriandolo

PREPARAZIONE

Pelare prima lo scalogno, l'aglio e lo zenzero e tagliarli a pezzi fini.

Quindi togliete il torsolo al peperoncino, lavate il baccello e tagliatelo a cubetti fini. Mondate la rucola, lavatela e scolatela bene.

A questo punto scaldate il burro in una casseruola e fate appassire lo scalogno, l'aglio, lo zenzero e i cubetti di peperoncino per circa 3-4 minuti.

Aggiungere la rucola e mescolare. Quindi versare il brodo e il latte di cocco, aggiungere il succo di lime e cuocere il tutto a fuoco medio per circa 10 minuti.

Nel frattempo sciacquate brevemente i granchi sotto l'acqua fredda e fateli sgocciolare.

La zuppa di rucola con il latte di cocco dal tiraggio a fuoco, condire con sale e il coriandolo tritato e frullare la zuppa con un frullatore a immersione.

Quindi versare la zuppa nei piatti fondi preriscaldati, distribuire sopra i gamberi, spolverare con qualche foglia di coriandolo e servire subito

CREMA DI PEPE A PUNTA

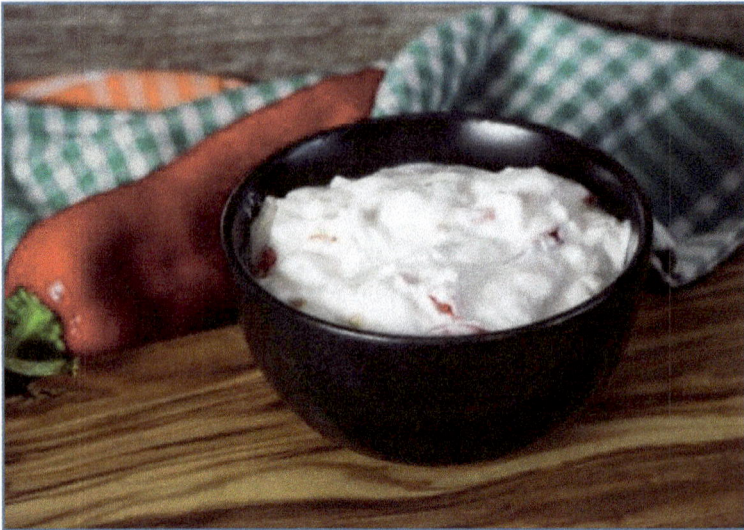

S

Porzioni: 4

INGREDIENTI

- 3 Pz   spicchio d'aglio
- 3 Pz   Pepe appuntito, rosso
- 1 premio   sale
- 1 premio   Pepe
- 4 cucchiai   Panna acida o crème fraîche
- 200 G crema di formaggio
- 1 pc   cipolla

PREPARAZIONE

Lavate i peperoni, privateli di gambi e semi e tagliateli a dadini molto piccoli.

Quindi sbucciare la cipolla e tagliarla anche a cubetti molto piccoli.

Pelare anche gli spicchi d'aglio.

Ora mescola bene la crema di formaggio, i pezzi di cipolla, la paprika e la panna acida in una ciotola.

Infine, premere gli spicchi d'aglio nella massa con la pressa e condire il peperone rosso a punta spalmato di sale e pepe.

MINESTRA DI BARBABIETOLA

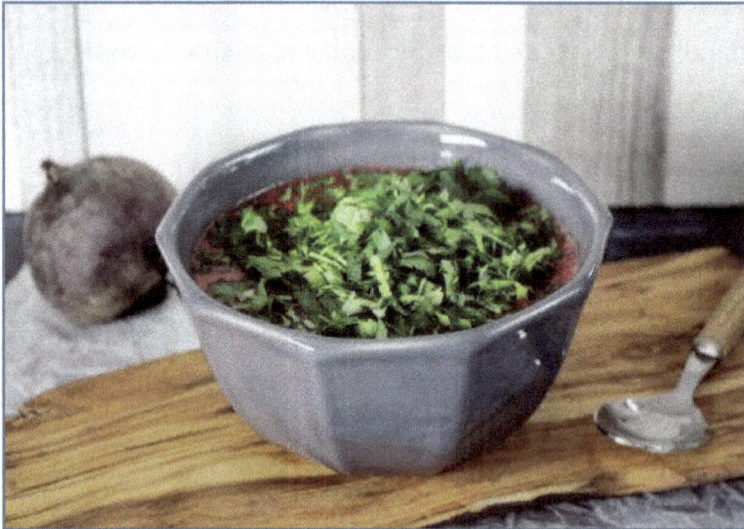

S

Porzioni: 4

INGREDIENTI

- 3 Kn   Barbabietola, piccola
- 3 tra   Dragoncello
- 2 Pz   Cipolle
- 6 Pz   Patate
- 8 Pz   Funghi
- 2 Pz   Anice stellato
- 8 Pz   bacche di ginepro
- 1 premio   sale
- 1 premio   Pepe

- 1 l   acqua
- 0.5 Federazione   Prezzemolo, per guarnire
- 4 cucchiai   Crema di yogurt

PREPARAZIONE

Pelare la barbabietola fresca (indossare i guanti), tagliarla a cubetti e portare a ebollizione in un pentolino con un po 'd'acqua.

Nel frattempo lava il dragoncello, scuotilo per asciugarlo e spennalo.

Pelare le cipolle e le patate. Tagliate le cipolle a rondelle e le patate a spicchi.

Quindi lavare accuratamente i funghi freschi e tagliarli a quarti.

Quindi mettere tutto insieme all'anice stellato e alle bacche di ginepro nella casseruola, aggiustare di sale e pepe e cuocere a fuoco lento per circa 25 minuti.

Quindi frullare finemente la zuppa con un frullatore a immersione e incorporare un po 'di crema di yogurt.

Infine condire di nuovo la zuppa con sale e pepe e versare dragoncello e prezzemolo come guarnizione sulla zuppa di barbabietole.

MINESTRA DI BARBABIETOLA

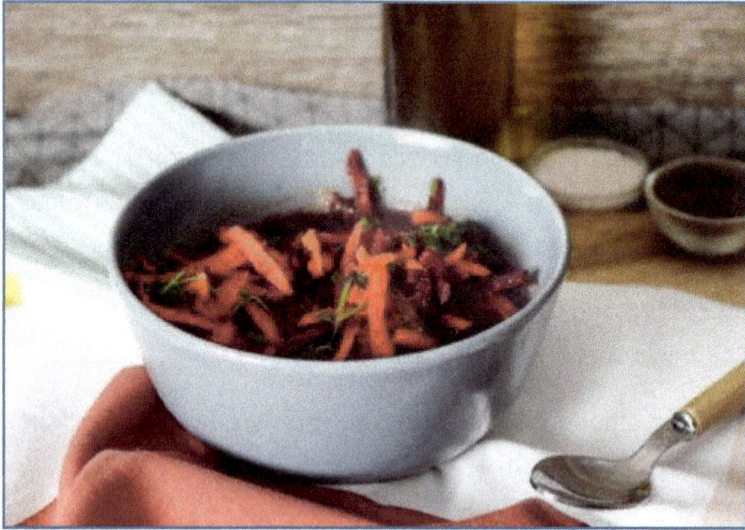

S

Porzioni: 4

INGREDIENTI

- 500 G Barbabietola
- 2 Pz   Carote
- 1,5 l   Brodo vegetale
- 2 cucchiai   aceto
- 1 Federazione prezzemolo
- 1 premio   sale
- 1 premio   zucchero
- 1 premio   Pepe nero del mulino
- 1 colpo olio d'oliva

PREPARAZIONE

Pelare e grattugiare grossolanamente le carote e le barbabietole. Poiché la barbabietola si sfrega fortemente, indossare guanti da cucina.

Quindi in una pentola portare a ebollizione il brodo vegetale e aggiungere le verdure preparate e cuocere a fuoco lento per circa 20 minuti.

Nel frattempo lavate il prezzemolo, scuotetelo per asciugarlo e tritatelo finemente.

Ora condite la zuppa con aceto, olio d'oliva, sale, pepe e zucchero e incorporate il prezzemolo.

INSALATA DI FINOCCHI

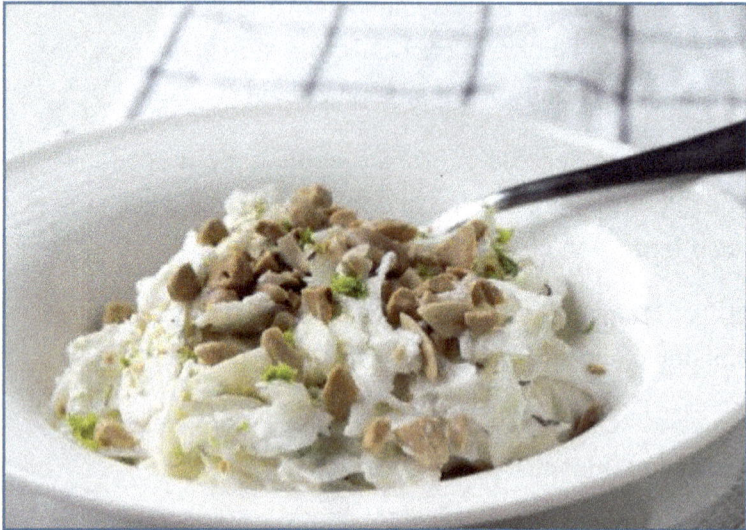

S

Porzioni: 4

INGREDIENTI

- 4 Kn   finocchio
- 1 pc   Limoni, succo

per il condimento

- 1 Bch   Yogurt
- 1 cucchiaio   olio
- 1 premio   sale
- 1 premio   zucchero

PREPARAZIONE

Pulite i finocchi, eliminate i gambi più duri, tagliateli a metà, lavateli bene e poi tagliateli a listarelle sottili.

Quindi irrorare con il succo di limone e lasciarlo in infusione un po '.

Nel frattempo mescolate un condimento con olio, yogurt, sale e zucchero e versateci sopra le strisce di finocchio.

Mescolare bene l'insalata di finocchi crudi e conservare in frigorifero fino al momento di servire.

LINGUA DI MANZO CON SALSA AL VINO ROSSO

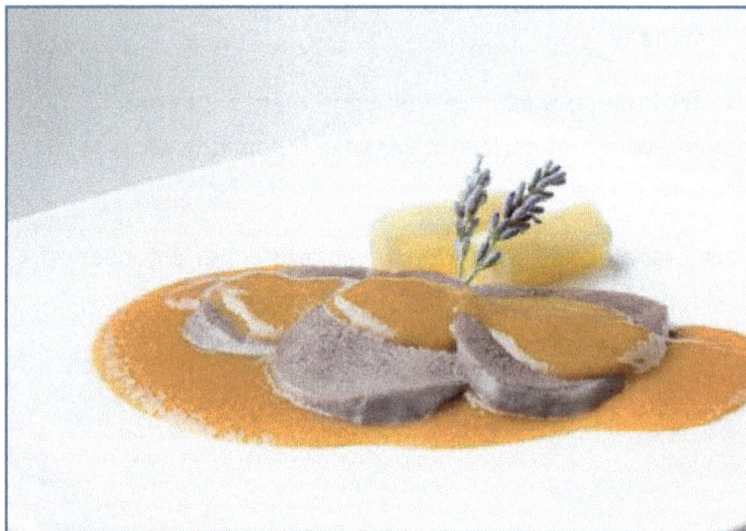

Porzioni: 4

INGREDIENTI

- 1 pc   Lingua di manzo, stagionata
- 1 pc   cipolla
- 2 Pz   Carote
- 200 G Bulbo di sedano
- 1 Stg Porro
- 1 pc   foglia d'alloro
- 5 Pz   bacche di ginepro
- 5 Pz   Grani di pepe
- 500 ml Zuppa di carne

per la salsa al vino rosso

- 1 premio   sale
- 1 premio   Pepe
- 60 G   burro
- 2 cucchiai   Farina
- 600 ml Brodo di lingua
- 200 ml vino rosso
- 100 mg   Crème fraiche al formaggio
- 1 premio   Paprika in polvere, calda come la rosa

PREPARAZIONE

Preparazione della lingua di manzo:

Mettere prima la lingua di manzo stagionata insieme al brodo di carne, alloro, bacche di ginepro e pepe in grani in una casseruola, portare a ebollizione, quindi abbassare la fiamma e cuocere a fuoco lento per 2 ore.

Pelare e tritare grossolanamente la cipolla. Mondate le carote e tagliatele a fettine. Pelare il sedano e tagliarlo a bastoncini. Tagliare l'estremità della radice e le foglie verde scuro dal porro, tagliare il resto a fette e lavare. Dopo 2 ore di cottura unire le verdure al brodo sulla lingua e cuocere a fuoco lento per un'altra ora.

Quindi sollevare la lingua dal brodo, sciacquare con acqua fredda, staccare la pelle e avvolgerla immediatamente nella pellicola trasparente in modo che non si secchi.

Versate il brodo al setaccio e raccogliete il liquido in una casseruola. Portare a ebollizione e ridurre a circa 2/3.

Preparazione della salsa al vino rosso:

Mettere il burro in un pentolino, farlo sciogliere, quindi aggiungere la farina e mescolare con la frusta. Ora sfumare con il vino rosso e il brodo di lingua bollito, mescolando continuamente in modo che non si raggrumi.

Infine condire la salsa con paprika, sale e pepe. Incorporare la panna fresca per creare una salsa cremosa.

GAMBERETTI RE CON

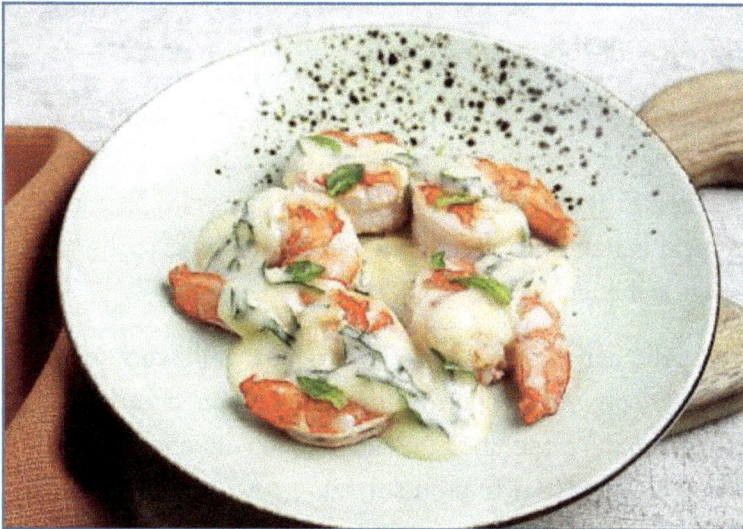

S

Porzioni: 4

INGREDIENTI

- 26 Pz Gamberoni, freschi, con la testa
- 3 Pz   Carote
- 1 Stg Porro
- 1 l   Brodo vegetale

Per la salsa

- 150 G Mascarpone
- 2 TL   Acquavite di ginepro
- 0.5 Federazione   basilico

- 1 TL   sale
- 0,5 TL Pepe

PREPARAZIONE

Per i gamberoni al basilico, lavate prima i gamberi con acqua fredda, asciugateli con carta da cucina, eliminate la coda e la testa con un movimento rotatorio, premete il guscio insieme fino a quando non si rompe e togliete con cura il guscio dalla carne.

Ora taglia con cura la parte posteriore delle code di gambero con un coltello affilato finché non si vede l'intestino nero (sembra un filo). Rimuovilo con attenzione con le dita o un coltello.

Quindi lavare nuovamente le code di gambero con acqua fredda e asciugarle con carta da cucina.

Mondate le carote e tagliatele a pezzi fini. Mondate il porro, tagliatelo a rondelle e lavatelo.

Riscaldare il brodo vegetale in una casseruola e lasciare in infusione le carote e i porri per 10 minuti. Cuocere le code di gambero preparate nel brodo per 8 minuti.

Nel frattempo per la salsa, scaldare leggermente il mascarpone in una casseruola, incorporare la grappa al ginepro e far bollire un po '.

Lavare il basilico, shakerare per asciugarlo, cogliere le foglie e tagliarlo a listarelle.

Ora unire le strisce di basilico nella salsa e condire con sale e pepe.

Infine, levate i gamberi fuori dal brodo, asciugateli con carta da cucina e disponeteli sui piatti con il sugo.

GAMBERETTI RE IN UNA MARINATA DI CURRY

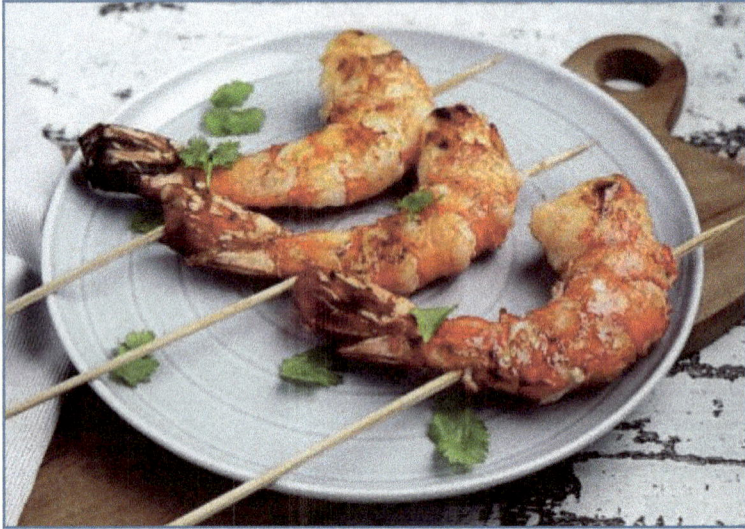

Porzioni: 4

INGREDIENTI

- 700 G Gamberoni, sgusciati, pronti da cuocere
- 1 pc   Succo di lime
- 1 TL   Polvere d'aglio
- 3 cucchiai   Pasta di curry, rossa
- 1 Msp Coriandolo, macinato

PREPARAZIONE

Per la marinata, spremere il succo di lime e mescolare il succo di lime, il coriandolo, l'aglio in polvere e la pasta di curry in una grande ciotola.

Lavate i gamberi, fate un taglio sul dorso con un coltello affilato per aprirli e sollevarli dal guscio.

Quindi mettere i gamberi nella marinata e lasciarli macerare in frigorifero per almeno 30 minuti. Immergi gli spiedini di legno nell'acqua.

Quindi adagiare i gamberi sugli spiedini di legno inzuppati e grigliare per 5 minuti su entrambi i lati, fino a quando i gamberoni marinati al curry non sono diventati rosa e sono cotti.

COMPOSTA DI RABARBARO

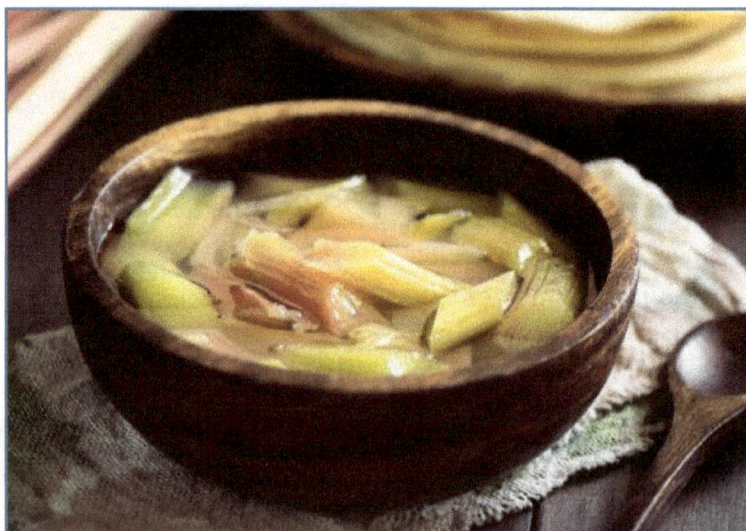

S

Porzioni: 4

INGREDIENTI

- 600 G rabarbaro
- 150 G zucchero
- 8 cm   Buccia di limone, non trattata
- 1 pc   Stecca di cannella (circa 5 cm)

PREPARAZIONE

Per prima cosa rimuovere accuratamente la pelle fibrosa dai gambi di rabarbaro, quindi tagliare a pezzi di 3-4 cm.

Quindi mettete i pezzi di rabarbaro in una ciotola, spolverizzate di zucchero e lasciate riposare per un massimo di 3 ore, mescolando di tanto in tanto.

Quindi mettere i pezzi di rabarbaro in una casseruola con la scorza di limone e la stecca di cannella e cuocere nel loro succo a fuoco basso. Se necessario, aggiungere 1 - 2 cucchiai d'acqua. In circa 8 minuti (a seconda dello spessore dei pezzi) il rabarbaro dovrebbe essere passato, ma non troppo morbido.

Infine, versare la composta di rabarbaro nelle ciotole e raffreddare, eliminando la buccia di limone e la stecca di cannella. Al momento di servire aggiungere un po 'di zucchero per eventuale dolcificazione.

INSALATA DI RAVANELLO

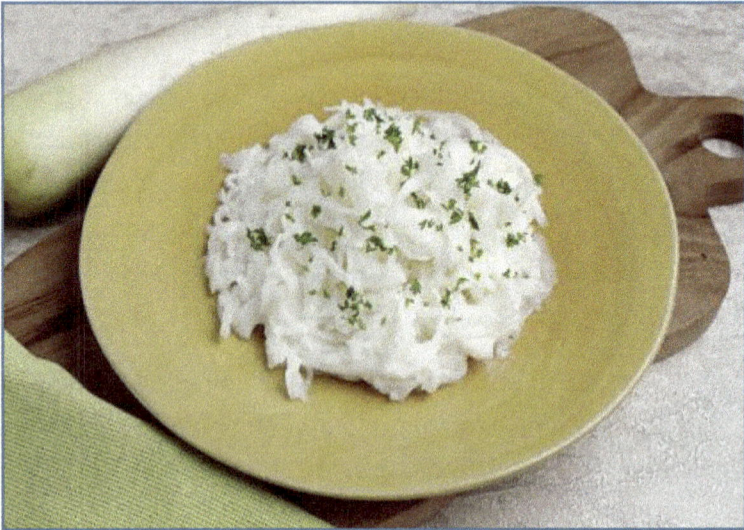

S

Porzioni: 4

INGREDIENTI

- 2 Pz   Ravanello, bianco, fresco
- 4 cucchiai   Yogurt naturale
- 3 cucchiai   Panna montata
- 1 premio   sale

PREPARAZIONE

Per prima cosa lavate bene i ravanelli bianchi, pelateli e grattugiateli o affettateli in una ciotola.

Quindi mescolare yogurt, panna e sale per il condimento e marinare con esso l'insalata di ravanelli.

RISO DALLA VAPORE

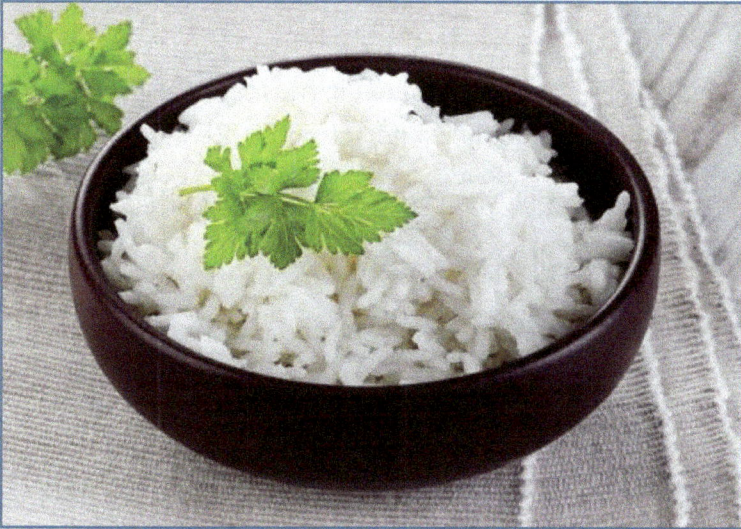

S

Porzioni: 6

INGREDIENTI

- 500 G Riso a grano lungo
- 1 TL   sale
- 750 ml acqua

PREPARAZIONE

Per riso e acqua, nella pentola a vapore si assume
generalmente una proporzione da 1 a 1,5. Quindi ci sono
1 tazza e mezzo di acqua per ogni tazza di riso

Versare l'acqua nella vaporiera e versare il riso in un contenitore non forato della vaporiera e aggiungere un goccio d'acqua.

Quindi salare, mescolare bene, impostare la vaporiera a 100 gradi e cuocere il riso per circa 20-25 minuti.

Servire il riso dalla vaporiera con qualsiasi altro piatto.

Suggerimenti sulla ricetta

Ottimo con l'orata con verdure o semplicemente verdure al vapore per sfruttare al meglio la pentola a vapore e per preparare un pasto leggero e sano.

Con questa forma di preparazione, tutti gli ingredienti contenuti nel riso, comprese alcune vitamine sensibili, vengono mantenuti nella loro forma originale. Inoltre, il riso cotto nella vaporiera è molto più gustoso e non così sgocciolato come nel caso della cottura tradizionale.

Le informazioni di cui sopra si riferiscono alle varietà di riso specificate. Con il riso profumato Basmati o Thai, ci vuole un po 'più breve, 20 minuti di cottura dovrebbero essere sufficienti. Con un pizzico di aceto di riso e un po 'di zucchero, puoi anche creare il perfetto riso per sushi in 20 minuti di cottura.

RATATOUILLE DAL VAPORE

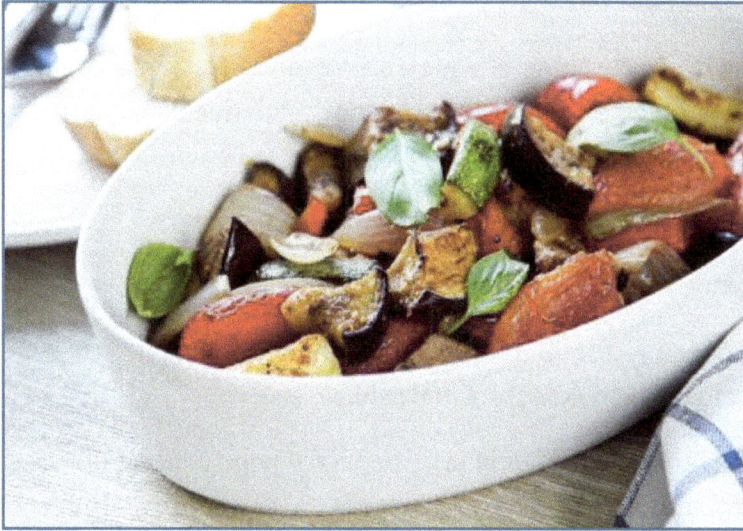

Porzioni: 2

INGREDIENTI

- 1 premio   Pepe
- 2 Pz   pomodori
- 300G   zucchine
- 1 pc   cipolla
- 1 pc   Peperone rosso
- 1 premio   sale
- 1 pc   spicchio d'aglio
- 1 Federazione origano
- 100 ml Brodo vegetale
- 2 cucchiai   Pesto Rosso
- 1 pc   melanzana

PREPARAZIONE

Per una ratatouille dalla vaporiera, lavare prima i peperoni, toglierli dal torsolo e tagliare i baccelli a pezzi di due centimetri.

Lavate le zucchine e le melanzane, dividetele in quattro per il lungo e tagliatele a pezzi di circa due centimetri di spessore.

Pelare e tritare grossolanamente la cipolla.

Pelare l'aglio e tagliarlo a listarelle fini.

Cogliere le foglie di origano dai gambi, lavarle, asciugarle shakerate e tritarle.

Mettere le verdure in una vaporiera non forata e unire l'aglio, l'origano, il sale e il pepe.

A questo punto cuocete il tutto a 100 ° C per circa 10 minuti e poi aggiustate di sale e pepe.

Nel frattempo tagliare i pomodorini a croce, metterli brevemente in acqua bollente, quindi raffreddarli sotto l'acqua fredda, pelarli, tagliarli in quarti e togliere il torsolo.

Ora mescola con cura i pezzi di pomodoro con le verdure rimanenti e continua a cuocere a vapore per altri tre o quattro minuti.

Infine portare a ebollizione il brodo vegetale, incorporare il pesto rosso e versare il brodo sulle verdure.

MINESTRA DI RAVANELLO

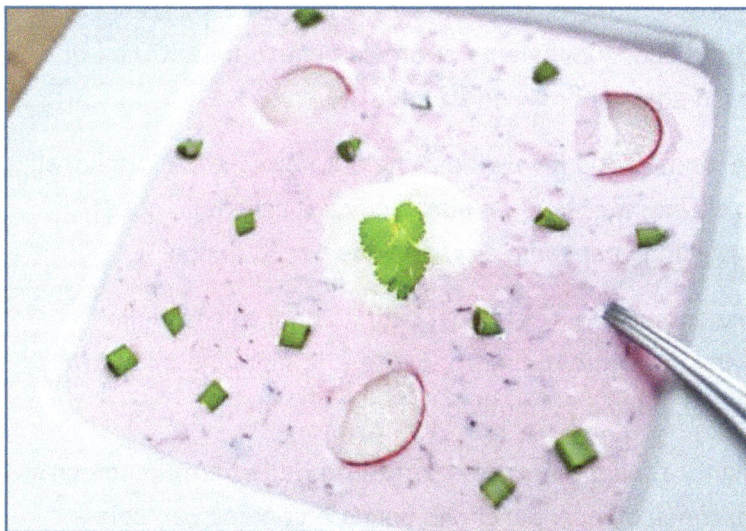

S

Porzioni: 4

INGREDIENTI

- 600 G Patate
- 1 premio   sale
- 1 premio   Pepe
- 400 G ravanello
- 1 Federazione Cipolle primaverili
- 1 cucchiaio   Brodo vegetale
- 25 G   Foglie di menta
- 100 GRAMMI Panna montata

PREPARAZIONE

Lavate le patate, sbucciatele, tagliatele a pezzetti e fatele cuocere insieme al brodo vegetale in 800 ml di acqua salata per circa 15 minuti.

Nel frattempo lavate i ravanelli e i cipollotti e tagliateli a fettine. Mettete da parte circa 2 ravanelli, questi serviranno poi come decorazione per la zuppa.

Ora aggiungi le fette ravanelli, i verdi di ravanello lavati, le foglie di menta lavate e le cipolline alle patate bollite. Lascia sobbollire per altri 10 minuti.

Quindi frullare l'intero contenuto della pentola con un bastoncino, incorporare la panna e condire con sale e pepe.

Ora tagliare i ravanelli rimessi a fettine e tagliare a rotoli l'erba cipollina lavata. La zuppa di ravanelli con i due ingredienti guarnisce.

PORRIDGE DI QUINOA

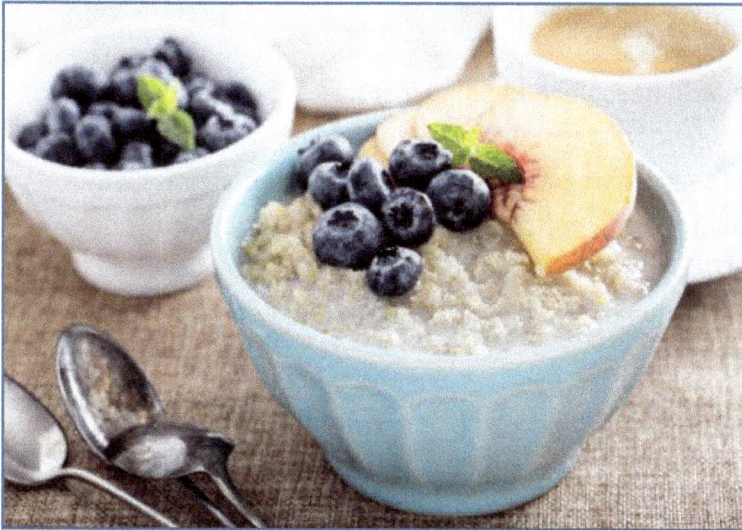

S

Porzioni: 4

INGREDIENTI

- 1 pc   Baccello di vaniglia
- 220 G Quinoa
- 270 ml Latte di mandorla
- 220 ml acqua
- 1 TL   Cannella in polvere
- 3 cucchiai   Zucchero, marrone
- 1 premio   sale
- 120 G Mirtilli, per guarnire
- 1 pc   Pesca, per guarnire

PREPARAZIONE

Per il porridge di quinoa, prima tagliare il baccello di vaniglia nel senso della lunghezza e raschiare la polpa di vaniglia.

Quindi mescolare la polpa insieme al baccello di vaniglia, la quinoa, il latte di mandorle, l'acqua, la cannella, lo zucchero e un po 'di sale in un pentolino, portare a ebollizione con il coperchio chiuso e cuocere a fuoco lento per circa 20 minuti. Cuocere fino a quando la quinoa non avrà assorbito tutto il liquido.

Nel frattempo lavate e smistate i mirtilli. Lavare, togliere il torsolo e affettare sottilmente la pesca.

Infine, mettere la polenta (senza il baccello di vaniglia) in piccole ciotole da dessert e guarnire con la frutta (ed eventualmente una foglia di menta).

QUINOA STUFATO

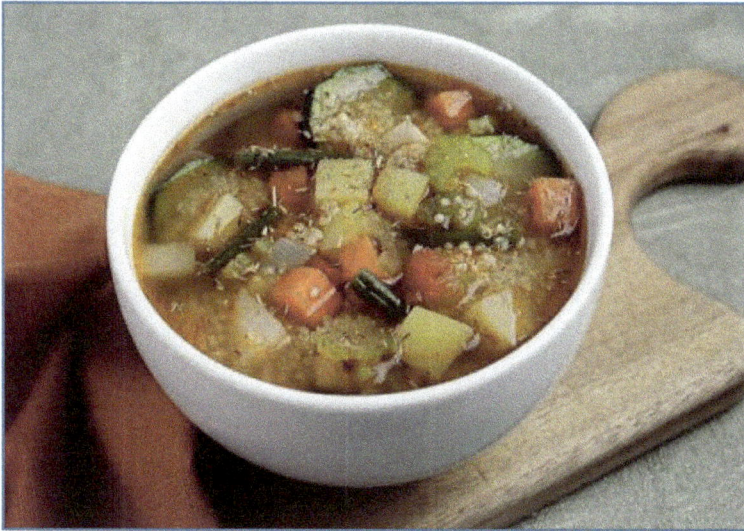

S

Porzioni: 4

INGREDIENTI

- 80 G   Cipolle
- 250 G Patate
- 150 G Carote
- 200 G zucchine
- 200 G pomodori
- 100 GRAMMI fagioli verdi
- 150 G Cavolo rapa
- 60 G   Sedano
- 1 cucchiaio   olio d'oliva
- 100 GRAMMI Quinoa
- 850 ml brodo vegetale

- 1 cucchiaio   basilico
- 1 TL   timo
- 1 TL   rosmarino
- 1,5 cucchiai di sale
- 1 cucchiaio   Pepe

PREPARAZIONE

Pelare le cipolle e tagliarle a cubetti fini. Pelare e lavare le patate e le carote e tagliarle a cubetti.

Eliminate le radici e il picciolo dalle zucchine, lavatele e tagliatele a pezzi.

Scottare brevemente i pomodori con acqua calda, quindi sciacquare con acqua fredda, pelare la pelle e tagliare anche i pomodori a cubetti.

Quindi tagliare le due estremità dei fagioli, staccare i fili con un coltello affilato, quindi lavare i fagioli e tagliarli a pezzi lunghi circa 3 cm. Quindi pelare il cavolo rapa, lavarlo e tagliarlo a cubetti.

Lavate il sedano, eliminate i fili con un coltello affilato e tagliate il sedano a fettine.

Quindi scaldare l'olio d'oliva in una casseruola e rosolare brevemente i cubetti di cipolla e le verdure (patate, carote, zucchine, pomodori, fagioli, cavolo rapa e sedano).

Aggiungete ora la quinoa, amalgamate il tutto, versateci il brodo vegetale, aggiustate di sale e pepe, portate a ebollizione e fate sobbollire dolcemente per 15-20 minuti a bassa temperatura.

Nel frattempo lavare il timo, il rosmarino e il basilico, shakerare e tagliare a pezzetti fini.

Infine affinare lo spezzatino di Qunoa con le erbe aromatiche, condire con sale e pepe e servire.

FORMAGGIO CURD

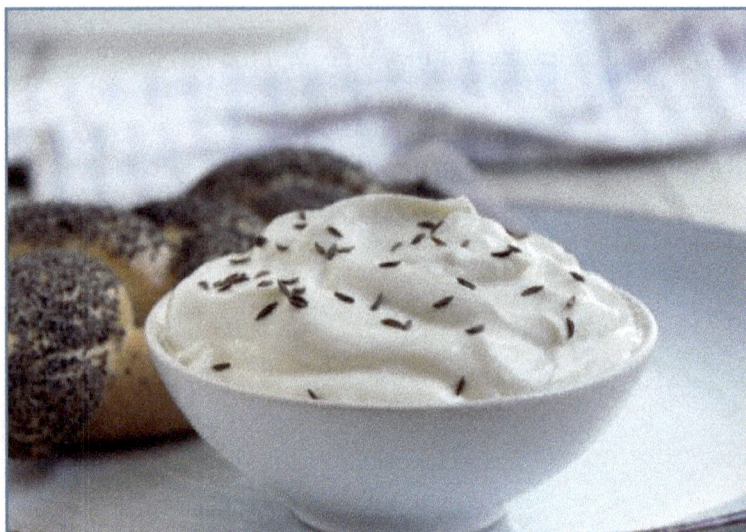

S

Porzioni: 4

INGREDIENTI

- 2 Pz   spicchio d'aglio
- 1 TL   semi di cumino
- 1 Msp Paprika in polvere, dolce nobile
- 1 premio   sale
- 1 premio   Pepe
- 125 G Panna acida
- 2 cucchiai   mostarda
- 250 G Quark
- 1 pc   cipolla

PREPARAZIONE

Pelare e tritare la cipolla e l'aglio.

Ora in una ciotola mescolare gli ingredienti preparati con il quark, la senape, la panna acida, i semi di cumino e la paprika in polvere fino a ottenere una massa cremosa.

Infine condite il quark con sale e pepe e lasciate riposare per 30 minuti in frigorifero.

QUARK CON SALSA AI FRUTTI DELLA PASSIONE

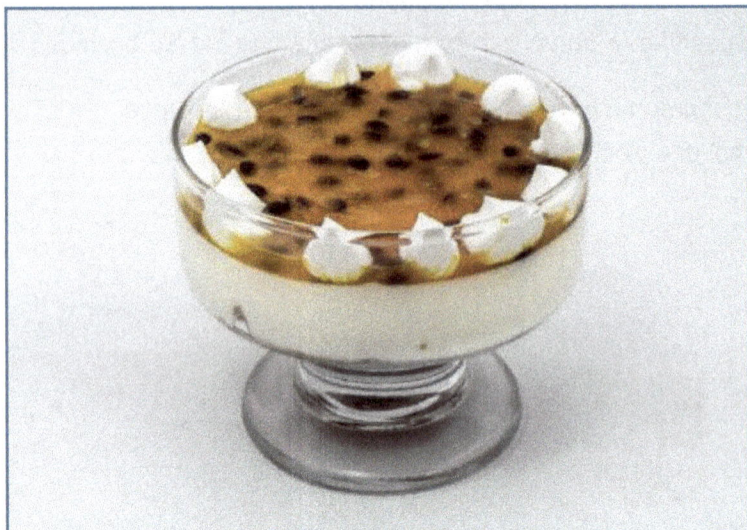

Porzioni: 1

INGREDIENTI

- 125 G   quark a basso contenuto di grassi
- 1 TL   Sciroppo di agave
- 1 pc   Frutto della passione
- 1 TL   amido alimentare
- 1 pc   arancia
- 1 cucchiaio   Miele, liquido
- 50 ml   Panna montata

PREPARAZIONE

Per prima cosa mescolare il quark con lo sciroppo d'agave e conservare in frigorifero per 10 minuti.

Nel frattempo tagliate a metà il frutto della passione, eliminate la polpa e mescolatelo con la maizena in una ciotola.

Ora spremi l'arancia e aggiungi il succo insieme al miele della miscela di frutto della passione.

Quindi scaldare la salsa al frutto della passione in una casseruola a fuoco basso per 5 minuti e lasciarla raffreddare.

Montare la panna montata molto ben ferma e versarla in un sacchetto da ripieno.

Infine, mettere il quark in un bicchiere da dessert, versarvi sopra la salsa al frutto della passione, condire piccoli tocchi con la panna montata e servire.

IMMERSIONE DI FORMAGGIO COTTAGE CON CRESS

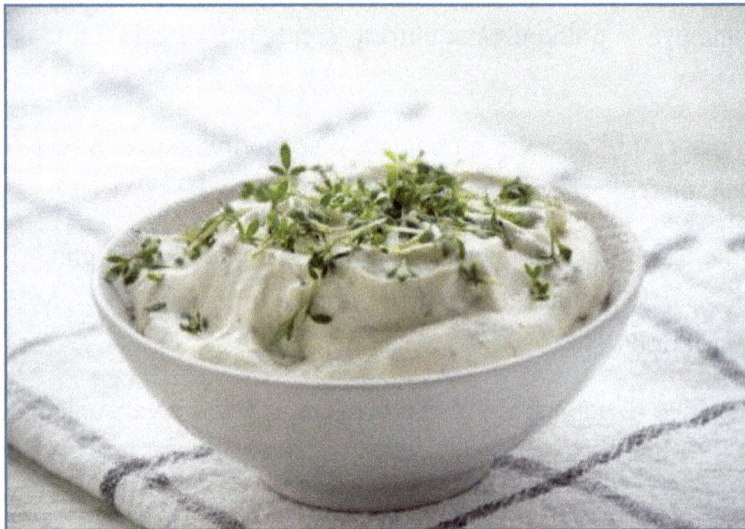

Porzioni: 4

INGREDIENTI

- 1 pc   cipolla
- 1 Federazione crescione
- 200 G Quark
- 4 cucchiai   Panna montata
- 1 TL   olio
- 1 premio   zucchero
- 1 premio   Pepe Bianco

PREPARAZIONE

Per prima cosa sbucciate e tritate finemente la cipolla.

Successivamente, mescola la panna con il quark.

Ora mescola le cipolle con lo zucchero, il sale e un po 'di olio nella miscela di cagliata.

Quindi lavate il crescione, asciugatelo, tritatelo finemente e mescolatelo con il quark.

Infine condire la salsa di quark con crescione e pepe e servire.

QUARK DIP PER PATATE

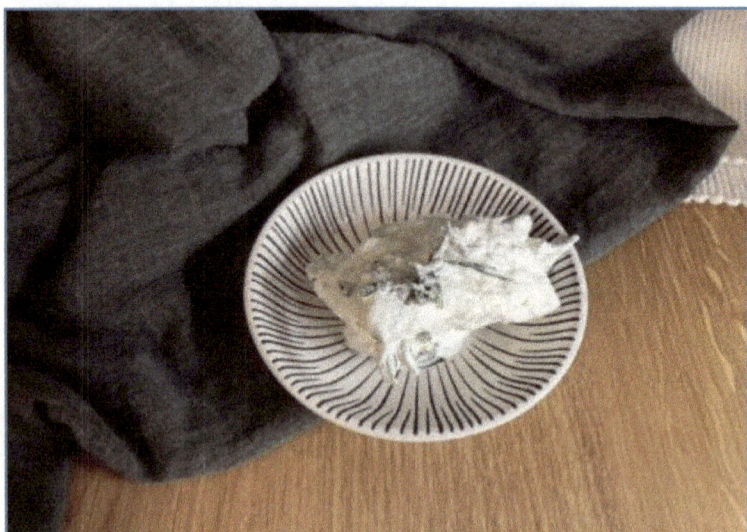

S

Porzioni: 4

INGREDIENTI

- 250 G quark a basso contenuto di grassi
- 1 pc   spicchio d'aglio
- 2 cucchiai   Acqua minerale
- 4 cucchiai   Erbe, miste, tritate di fresco
- 2 TL   Succo di limone
- 1 in mezzo   prezzemolo
- 1 premio   Pepe Bianco
- 1 premio   sale

PREPARAZIONE

Per prima cosa mescola il quark con l'acqua minerale.

Pelare e tritare l'aglio, quindi aggiungere le erbe (eventualmente prezzemolo, aneto, cerfoglio) al quark.

Quindi condire la salsa di quark per patate con sale e pepe e condire accuratamente con succo di limone.

Prima di servire guarnire la salsa con foglie di prezzemolo lavate e colte.

SCHNITZEL DELLA TACCHINO CON RISO

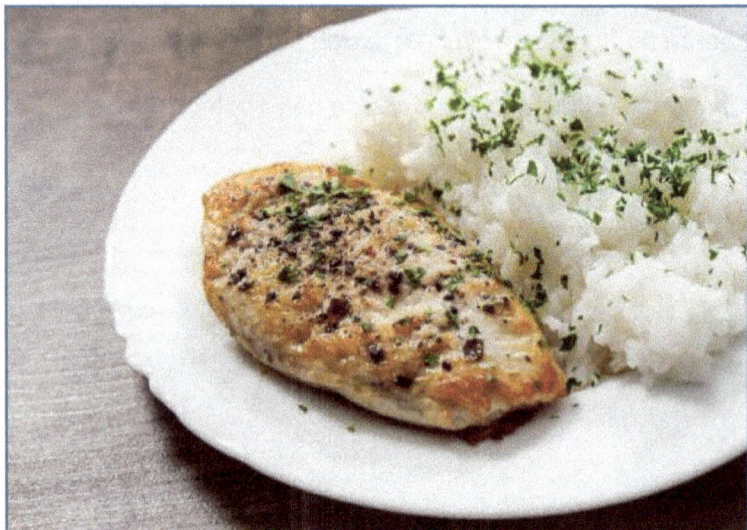

Porzioni: 4

INGREDIENTI

- 4 Pz   Cotoletta di tacchino
- 1 premio   sale
- 1 premio   Curry in polvere
- 2 cucchiai   olio
- 1 premio   Pepe

per il riso

- 1 premio   sale
- 1 tazza   riso
- 2 tazza   acqua

PREPARAZIONE

Per la cotoletta di tacchino con riso, preparare prima il riso. Per fare questo portate a ebollizione il riso con l'acqua e un pizzico di sale in una casseruola, abbassate la fiamma e fate cuocere per circa 15-20 minuti.

Nel frattempo lavate bene la cotoletta di tacchino, asciugatela tamponando con carta da cucina e condite con sale, pepe e curry.

Quindi scaldate l'olio in una padella e fate soffriggere la cotoletta per circa 5 minuti per lato.

Servire la cotoletta di tacchino con il riso e versarvi sopra il brodo di carne, se vi piace.

ROTOLO DI TACCHINO

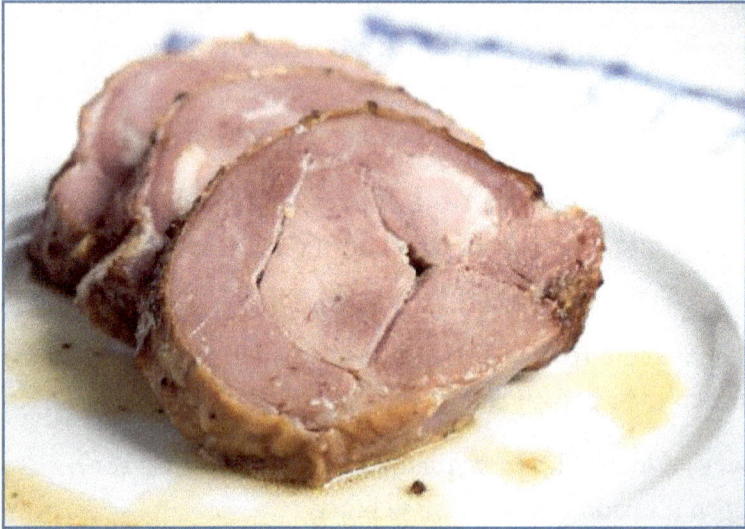

S

Porzioni: 6

INGREDIENTI

- 200 G Le prugne
- 1,2 kg Petto di tacchino, come un rotolo di arrosto
- 1 TL sale
- 0,5 TL Pepe
- 2 TL mostarda
- 3 Spr Aceto di frutta
- 2 Pz Cipolla tritata
- 1 pc Spicchio d'aglio, tritato

- 1 cucchiaio   Melissa, tritata
- 5 cucchiai   briciole di pane
- 1 pc   uovo
- 4 cucchiai   olio
- 125 ml vino rosso
- 150 ml Crème fraiche al formaggio

PREPARAZIONE

Versare acqua tiepida sulle prugne e lasciare in ammollo per 4 ore. Quindi versare le prugne al setaccio, dimezzarle, snocciolarle e tagliarle a cubetti.

Ora mescola bene la melissa, la cipolla e l'aglio, il pangrattato, le prugne e l'uovo.

Quindi strofinare la carne da un lato con sale e pepe, spennellare con la senape e irrorare con un po 'di aceto.

Spalmate il ripieno di prugne sulla carne e arrotolatela avvolgendola con dello spago da cucina.

Poi lasciate che l'olio si scaldi in una padella e fate soffriggere l'arrosto dappertutto.

Quindi cuocere nel forno preriscaldato (calore superiore e inferiore a 220 °) per 30 minuti. Dopo aver arrostito per 10 minuti, quando l'arrosto avrà preso colore, versare 400 ml di acqua calda intorno alla carne. Durante la cottura, versare ripetutamente il brodo di carne sull'arrosto.

Lascia riposare l'arrosto di tacchino finito in forno per altri 10 minuti. Nel frattempo versare l'arrosto al setaccio, affinare con vino e panna fresca, sale e pepe.

ZAMPA DI TACCHINO BRASATA

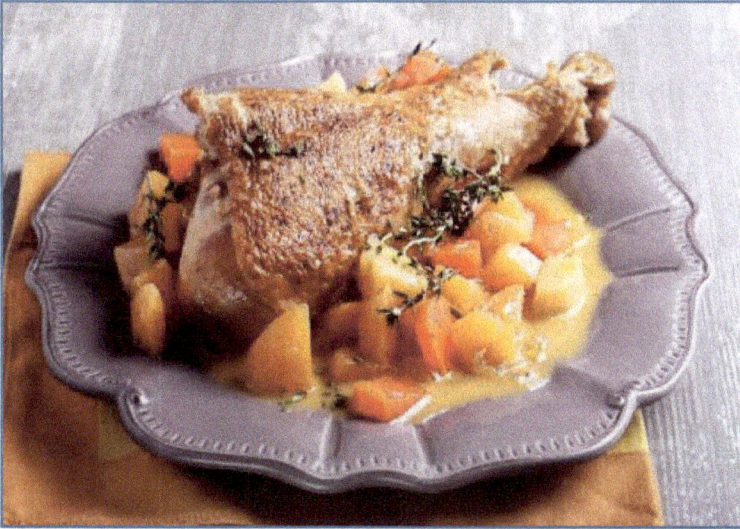

S

Porzioni: 4

INGREDIENTI

- 1 pc   Coscia di tacchino (circa 1,5 kg)
- 2 Pz   Carote
- 2 Pz   Cipolle
- 1 pc   foglia d'alloro
- 5 Pz   Spicchi d'aglio
- 5 Pz   Bacche di ginepro, spremute
- 1 in mezzo   rosmarino
- 1 in mezzo   timo
- 1.5 TL Paprika in polvere, dolce nobile

- 1 tazza   sale
- 0,5 TL Pepe
- 2 cucchiai   olio
- 250 ml Brodo vegetale
- 1 premio   amido alimentare
- 2 Pz   Patate

PREPARAZIONE

Per prima cosa preriscaldare il forno a 180 gradi (calore in alto e in basso).

Lavate la coscia di tacchino, asciugatela e strofinatela bene con sale, pepe e paprika in polvere.

Quindi scaldare un filo d'olio in una padella capiente o in una teglia e friggere la coscia di tacchino. Quindi mettete la teglia nel forno preriscaldato e lasciate cuocere a fuoco lento per un'altra ora. Durante questo tempo, versare un po 'di brodo vegetale sulla coscia di tacchino.

Nel frattempo raschiare e tagliare grossolanamente la carota. Pelare, lavare e tagliare a pezzi grossi le patate. Pelare e tritare le cipolle e l'aglio.

Quindi aggiungere le verdure, l'alloro, le bacche di ginepro, il rosmarino e il timo alla coscia nella teglia e rosolare per altri 30 minuti.

La coscia di tacchino brasata dalla padella. Versare le verdure e il sugo al setaccio. Mescolare il liquido con la maizena, aggiustare di sale e pepe e aggiungere nuovamente le verdure.

Infine, servire la coscia di tacchino brasata con le verdure stufate e la salsa.

CURRY DI TACCHINO CON ANANAS

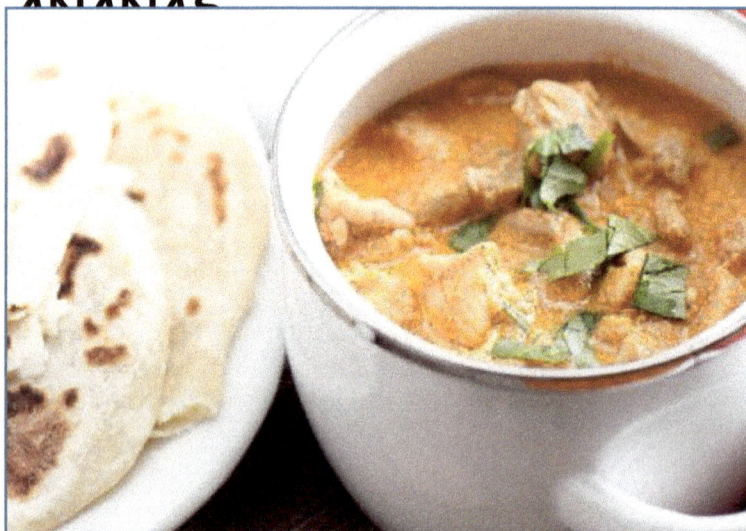

Porzioni: 4

INGREDIENTI

- 350 G carne di tacchino
- 2 Pz   Cipolla tritata
- 1 pc   Peperone dolce, verde
- 250 G Ananas, fresco
- 1 pc   Banana
- 2 cucchiai   Olio vegetale, neutro
- 200 ml Latte di cocco, non zuccherato
- 1.5 TL Curry in polvere
- 1 TL   Polvere Tandoori
- 1 premio   sale

PREPARAZIONE

Sciacquare la carne di tacchino con acqua fredda, asciugarla e tagliarla a cubetti.

Mondate i peperoni, privateli dei semi, lavateli e tagliateli a listarelle sottili.

Tagliate a pezzetti la polpa dell'ananas, tagliando il gambo a spicchio.

Pelare e affettare la banana.

Ora friggi i pezzi di cipolla e peperone in 1 cucchiaio di olio caldo nel wok per circa 1 minuto, quindi spingili fino al bordo.

Riscaldare l'olio rimanente nel wok e friggere i pezzi di tacchino per 3 minuti.

Mescolare i residui di arrosto con il latte di cocco e aggiungere i pezzi di ananas e le fette di banana.

Quindi aggiungere il curry e la polvere di tadoori e mescolare il tutto. Portare a ebollizione brevemente e aggiustare di sale.

ARROSTO DI TACCHINO

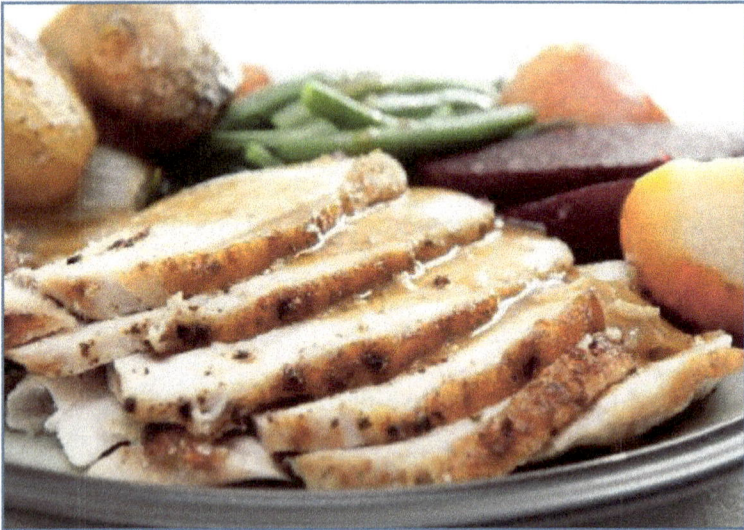

S

Porzioni: 4

INGREDIENTI

- 1 pc   Tacchino arrosto (disossato, ca.1 kg)
- 2 Pz   cipolla (media)
- 200 ml Brodo vegetale
- 1 cucchiaio   mostarda
- 1 cucchiaio   miele
- 1 cucchiaio   olio d'oliva
- 1 premio   sale
- 1 premio   Pepe (appena macinato)
- 1 TL   Maggiorana

- 1 TL   timo

PREPARAZIONE

Lavare prima l'arrosto di tacchino sotto l'acqua corrente e poi asciugarlo tamponando. Massaggiare bene su tutti i lati con sale e pepe. Quindi mescolare l'olio d'oliva, il miele e la senape in una pasta cremosa e ricoprire completamente la carne.

Ora metti l'arrosto in una pirofila o in una teglia. Adagiare sopra la pancetta e friggere l'arrosto a 180 ° (preriscaldato, ventilato) per circa 30 minuti.

Nel frattempo condite 200 ml di brodo vegetale con pepe, timo e maggiorana e mettete in forno per friggere. Quindi distribuire le cipolle sbucciate e tagliate in quarti intorno all'arrosto e soffriggere per altri 60 minuti.

Nel frattempo (ogni 10-15 minuti) versare il brodo sull'arrosto in modo che la pancetta non si bruci. Se diventa troppo buio, toglilo e basta.

Trascorso il tempo di cottura, spegnere il forno e lasciare riposare l'arrosto per altri 2-3 minuti. Infine tagliare l'arrosto a fette ancora caldo su una spianatoia e disporlo su un piatto. Filtrare il brodo di carne al setaccio e addensare brevemente con 1 cucchiaino di amido di mais a fuoco medio. Versatela sulle fettine di tacchino e servite.

TACCHINO E VEGETALE
SHASHLIK

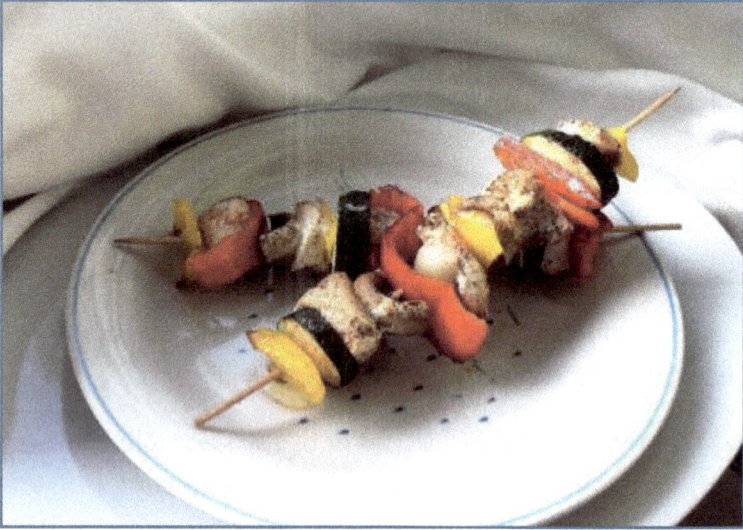

Porzioni: 4

INGREDIENTI

- 400 G Petto di tacchino, fresco
- 2 Pz Peperoni, gialli e rossi
- 2 Pz scalogno
- 1 pc zucchine
- 8 Pz Funghi, freschi
- 1 premio sale
- 1 premio Pepe Bianco
- 1 TL Paprika in polvere, dolce nobile
- 2 cucchiai olio d'oliva

PREPARAZIONE

Per prima cosa lavare il petto di tacchino, asciugarlo e tagliarlo a pezzetti.

Lavare, mondare e togliere il torsolo dai peperoni e tagliarli a pezzetti.

Pelate e tagliate a metà lo scalogno. Mondate e lavate le zucchine e tagliatele a fette spesse 1 cm, quindi pulite e tagliate a metà i funghi.

Ora adagiate i pezzi di carne e verdura alternativamente su spiedini di legno e condite con sale, pepe e paprika.

Quindi soffriggere lo shashlik di tacchino e verdure in una padella con olio caldo e cuocere per altri 10 minuti a fuoco basso con il coperchio chiuso.

PORRIDGE CON YOGURT

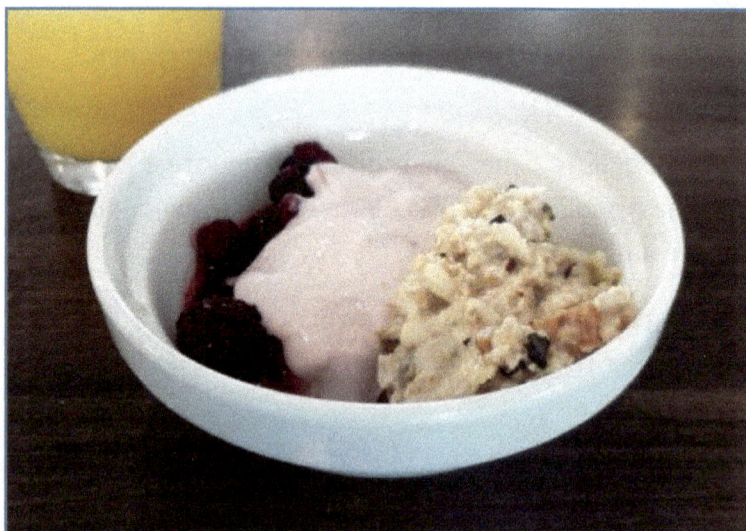

S

Porzione: 2

INGREDIENTI

- 1 tazza   fiocchi d'avena
- 1.5 Cupacqua
- 1 premio   sale
- 200 mg   Yogurt, ad esempio yogurt alla
  fragola, yogurt naturale, ecc.
- 4 cucchiai   Frutta, in salamoia o fresca

PREPARAZIONE

Per il classico porridge, tostare brevemente i fiocchi
d'avena in una padella rivestita senza olio.

Quindi mettere i fiocchi d'avena in una casseruola con l'acqua e aggiungere un po 'di sale.

Portare la pentola a ebollizione, mescolando continuamente e cuocere a fuoco lento per 3-4 minuti, fino a quando non avrà una consistenza morbida e pastosa.

Infine, disporre la polenta in ciotole e guarnire con uno yogurt (ad es. Naturale o alla fragola) e un po 'di frutta fresca.

PORRIDGE CON SEMI DI CHIA

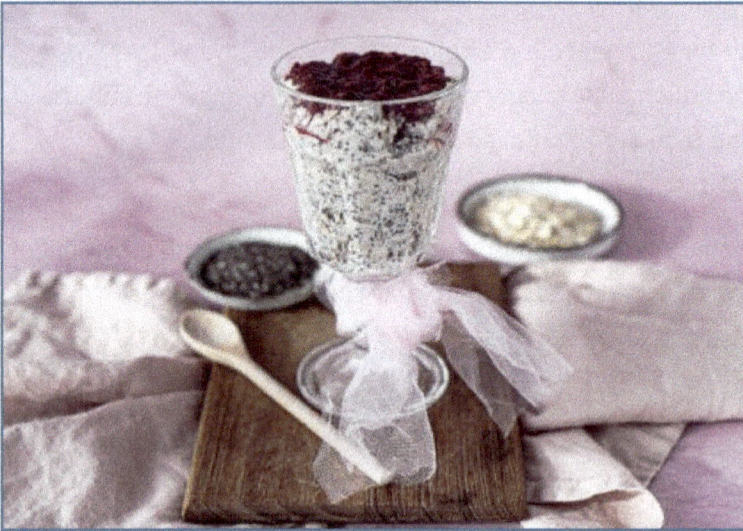

S

Porzione: 4

INGREDIENTI

- 400 G fiocchi d'avena
- 1 cucchiaio   Papavero
- 3 cucchiai   Semi di chia
- 400 ml Latte di mandorla
- 1 premio   cannella

Per la salsa

- 200 G Lamponi, freschi o congelati
- 1 cucchiaio   miele
- 1 colpo Succo di limone
- 1 premio   cardamomo

PREPARAZIONE

Mescolare i fiocchi d'avena con i semi di papavero e la cannella il giorno prima e versare metà del latte di mandorle in una ciotola. Quindi lasciate riposare in frigorifero per una notte.

Mescolare i semi di chia con il resto del latte di mandorle in un'altra ciotola in modo che non rimangano grumi e mettere anche in frigorifero per una notte.

Il giorno successivo, mescola la farina d'avena con i semi di chia.

Quindi selezionare i lamponi e portare a ebollizione in un pentolino con limone, miele e cardamomo a fuoco medio e frullare con un frullatore a immersione.

Riempite il porridge con i semi di chia a piccoli colpi e versateci sopra la salsa di lamponi calda.

BASE POLENTA

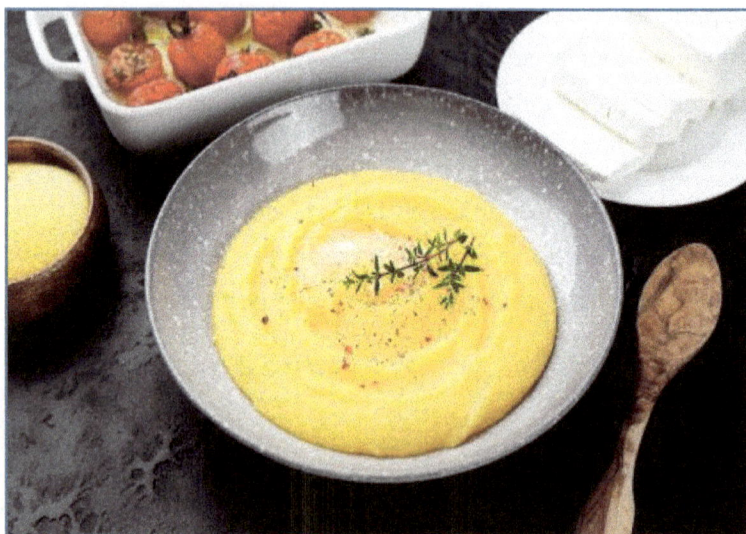

S

Porzione: 4

INGREDIENTI

- 1 l   acqua
- 250 G polenta
- 2 cucchiai   Margarina, vegana
- 1 TL   sale
- 1 premio   Pepe
- 1 premio   Noce moscata, grattugiata
- 0,5 TL Succo di limone
- 0,5 TL Paprika in polvere, dolce nobile

PREPARAZIONE

Prima portate a bollore l'acqua in una casseruola, poi irrorate con la polenta e portate a ebollizione mescolando; poi lasciate gonfiare a fuoco basso per circa 25-30 minuti mescolando regolarmente.

Alla fine del tempo di cottura, aggiungere burro, sale, pepe, noce moscata, paprika in polvere e succo di limone e poi servire la base di polenta calda o utilizzarla per altre ricette.

RICETTA BASE DELLA PIZZA

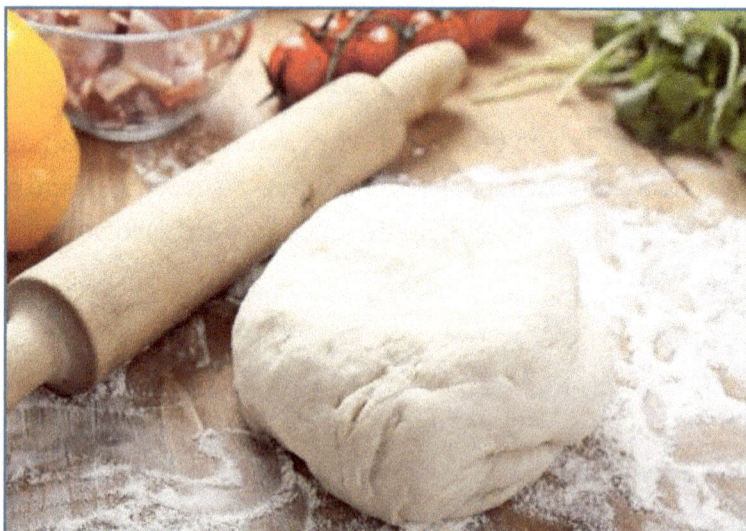

S

Porzioni: 4

INGREDIENTI

- 200 ml Acqua, tiepida
- 20 G   Lievito, fresco
- 350 G Farina, tipo 501
- 1 cucchiaio   Miele per sciogliere il lievito
- 2 cucchiai   Olio d'oliva o olio di colza
- 2 TL   sale
- 1 premio   zucchero

PREPARAZIONE

Per l'impasto della pizza setacciare prima la farina in una ciotola. Il lievito viene sciolto nel miele (o in acqua) e aggiunto alla farina insieme all'acqua, al sale, all'olio d'oliva e ad un pizzico di zucchero.

Impastare con il gancio per impastare fino a formare un impasto, quindi impastare bene con le mani. Dopo che l'impasto è stato impastato in una massa uniforme, stendere alla dimensione desiderata e lasciare lievitare per 30 minuti.

La pizza può essere condita a piacere. Tuttavia, è una buona idea usare la classica salsa di pomodoro e mostrare creatività con il condimento.

Importante: non mettere troppo sulla pizza, altrimenti l'impasto non respirerà abbastanza durante la cottura. Dopo la copertura, infornate a 200 gradi (convezione) per circa 20 minuti e poi gustate!

ZUCCA PICCANTE AL BUTTERNUT DAL FORNO

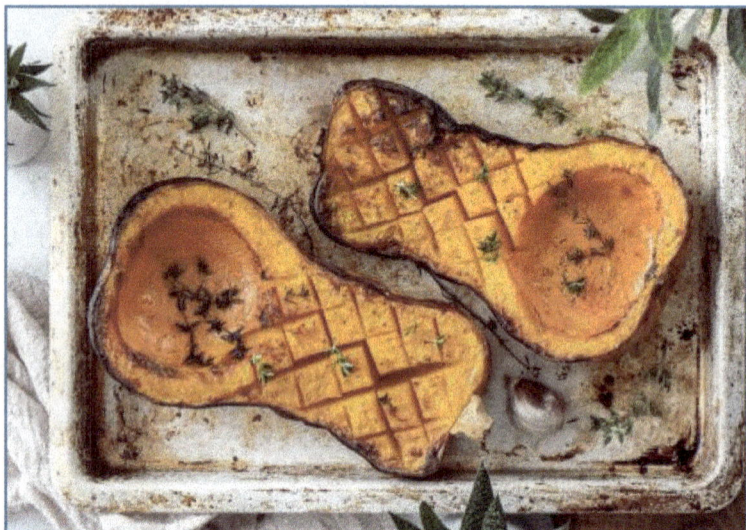

Porzioni: 4

INGREDIENTI

- 1 pc   Zucca (butternut)
- 0,5 TL Semi di finocchio
- 2 TL   Semi di coriandolo
- 1 premio   Peperoncino in polvere (se necessario)
- 1 pc   spicchio d'aglio
- 4 tra Origano, fresco
- 1 premio   sale e pepe
- 2 cucchiai   olio d'oliva

PREPARAZIONE

Per prima cosa lavate la zucca, tagliatela a metà, grattate via l'interno fibroso ei semi con un cucchiaio e toglietela.

Quindi macinare i semi di fenche, i semi di coriandolo e il peperoncino in una polvere in un mortaio e mescolare il sale e il pepe.

Ora sbucciate lo spicchio d'aglio, tritatelo, aggiungete e mescolate energicamente, quindi mettete la pasta di erbe in una ciotola, aggiungete l'olio d'oliva e mescolate bene. Lavare l'origano e asciugarlo agitando.

Quindi preriscaldare il forno a 200 gradi sopra / sotto, spennellare la zucca con la pasta di condimento, metterla in una pirofila, aggiungere i rametti di origano e infornare per circa 30 minuti fino a quando la zucca non si sarà ammorbidita.

Infine, dividere la zucca piccante dal forno in 4 porzioni, disporli sui piatti e servire.

CONCLUSIONE

Se vuoi perdere qualche chilo, la dieta a basso contenuto di carboidrati e a basso contenuto di grassi alla fine raggiungerà i tuoi limiti. Sebbene il peso possa essere ridotto con le diete, il successo di solito è solo di breve durata perché le diete sono troppo unilaterali. Quindi, se vuoi perdere peso ed evitare il classico effetto yo-yo, dovresti piuttosto controllare il tuo bilancio energetico e ricalcolare il tuo fabbisogno calorico giornaliero.

L'ideale è aderire a una variante delicata della dieta a basso contenuto di grassi con 60-80 grammi di grassi al giorno per tutta la vita. Aiuta a mantenere il peso e protegge dal diabete e dai lipidi nel sangue alti con tutti i loro rischi per la salute.

La dieta a basso contenuto di grassi è relativamente facile da implementare perché devi solo rinunciare ai cibi grassi o limitare fortemente la loro proporzione nella quantità giornaliera di cibo. Con la dieta a basso contenuto di carboidrati, invece, sono necessarie una pianificazione molto più precisa e una maggiore resistenza. Tutto ciò che ti riempie davvero è solitamente ricco di carboidrati e dovrebbe essere evitato. In determinate circostanze, questo può portare a voglie di cibo e quindi al fallimento della dieta. È essenziale che tu mangi correttamente. Molte compagnie di assicurazione sanitaria statali offrono quindi corsi di prevenzione o pagano per una consulenza nutrizionale individuale. Questo consiglio è estremamente importante, soprattutto se decidi di seguire una dieta dimagrante in cui desideri modificare in modo permanente l'intera dieta. Se la tua assicurazione sanitaria privata paga tali misure dipende dalla tariffa che hai stipulato.

Lightning Source UK Ltd.
Milton Keynes UK
UKHW020709270521
384463UK00001B/169